Chico Shigeta

présente

mes cures de jus & smoothies

MARABOUT

Avec la collaboration de Élisabeth Boyer.

Illustrations de Caroline Donadieu.

Mise en page de Élisabeth Boyer.

sommaire

Introduction

Et d'abord, félicitations ! Que vous ayez choisi mon livre me fait forcément plaisir, vous vous en doutez. Mais c'est surtout parce que, pour moi, cela signifie que vous avez déjà fait une partie du chemin... Comme la plupart des femmes qui font une cure détox, vous êtes sans doute fatiguée depuis quelque temps sans cause apparente, vite agacée, peut-être un peu gonflée même si votre balance n'affiche pas de kilos supplémentaires, à moins que vous n'ayez un peu grossi sans avoir rien changé à votre façon de manger. Sans compter une peau terne, des cheveux cassants, des poches sous les yeux, un entrain au niveau zéro. Ces signes ne vous ont pas trompée et vous avez sans doute compris qu'une détoxification s'imposait. Alors bravo pour votre clairvoyance et voyons très vite comment je vais vous accompagner !

Pourquoi une cure détox ?

À cause du stress, de la pollution, des colorants, pesticides, conservateurs et autres adjuvants nuisibles que l'on trouve dans certains aliments ou dans certains produits de beauté, à cause de certains minéraux, mais aussi et surtout à cause d'une mauvaise façon de se nourrir. La digestion est perturbée ; le foie, épuisé, ne parvient plus à filtrer et éliminer les déchets de l'organisme, et ces toxines restent dans le sang.

Une initiation en douceur

Même si vous êtes convaincue de la nécessité de vous prendre en main, vous redoutez peut-être la cure. Quoi, je ne vais boire que des jus pendant cinq jours ?
Rassurez-vous, le programme concocté pour ce livre vous invite à entrer en douceur dans le monde des cures détox. Avec quatre propositions pour apprivoiser le concept :

- ***la cure gourmande :*** *pour essayer sans se dégoûter ; on commence avec des smoothies, plus rassasiants que les jus, et on a même le droit de manger une soupe ou une salade !*
- ***la cure après fête :*** *là encore, de savoureux smoothies pour se faire du bien après quelques excès et reposer le système digestif quand on a abusé des bonnes choses pas si bonnes que ça pour notre foie ;*
- ***la cure beauté :*** *quand votre peau et vos cheveux sont ternes et fatigués, il y a fort à parier que tout votre organisme a besoin d'être reboosté par un repos bienvenu ; dans cette cure, vous allez commencer à vous initier aux jus, pour pouvoir ensuite passer à l'étape supérieure...*
- ***la cure de cinq jours :*** *pour les motivées qui ont vraiment envie de se faire du bien, un nettoyage complet de l'organisme qui permet de se sentir neuve, de retrouver sa vitalité et une sensation de légèreté.*

À vous de jouer !

Cinq mauvaises excuses pour ne pas agir

Dans votre tête, une petite voix vous dit que c'est trop compliqué, que vous n'allez pas y arriver, que vous n'êtes pas équipée... Désolée, mais je vais devoir vous contredire.

1. C'est trop compliqué d'acheter des fruits et des légumes, encore plus de les préparer...

Ce n'est pas faux, surtout si vous n'avez pas un bon primeur ou un marché à deux pas de chez vous. Mais vous pouvez acheter des légumes bio au supermarché. À condition de ne pas faire vos courses une semaine à l'avance, bien sûr. Et pour la préparation, n'oubliez pas que la cure est l'occasion de prendre du temps pour vous occuper de vous. Donc, pour une fois, épluchez, grattez, coupez vos poireaux, céleri et autres merveilles avec un grand sourire. C'est pour votre bien.

2. Je vais avoir faim si je ne mange que des légumes et des fruits.

Je vais vous le répéter tout au long du livre : vous n'êtes pas obligées de vous limiter au programme proposé, encore moins aux seuls jus de la cure de cinq jours. Si vous avez faim, je vous donnerai des idées pour passer ce cap délicat. Promis !

➘ Si vous avez vraiment trop faim, vous trouverez des idées pages 98-99.

3. Je n'ai pas de super machine pour préparer mes smoothies.

Encore une mauvaise excuse. Pour la cure gourmande et la cure beauté, vous pouvez tout à fait vous tirer d'affaire avec un mixeur plongeant. Si vous n'en avez pas, ce sera votre seul investissement à prévoir.

➘ Pour en savoir plus sur le matériel, regardez pages 12-13.

4. Ce n'est pas franchement gourmand...

D'accord, vous n'allez pas manger une viande différente à chaque repas, d'ailleurs vous n'en mangerez pas du tout durant les deux, trois ou cinq jours que dure la cure. Mais je vous mets au défi de me dire que tout se ressemble quand vous aurez goûté mes recettes : j'utilise une grande variété de fruits et de légumes, mais aussi des aromates et des épices. Au lieu de protester, prenez le temps d'apprécier les différentes saveurs et de redécouvrir (ou de découvrir !) la richesse de goût des végétaux.

➘ Pour vous convaincre, regardez la liste des courses au début de chaque cure !

5. C'est trop cher...

Oui, si vous prenez une cure de jus toute prête, à récupérer (environ 60 euros par jour) ou livrée à domicile, par coursier (Paris et petite couronne, environ 70 euros) ou par la poste (autour de 80 euros). Mais pas si vous préparez vos jus, smoothies, salades et soupes vous-même. Même si vous n'achetez que des produits bio, n'oubliez pas que vous ne mangerez ni viande, ni poisson, ni fromage.

Cinq fausses bonnes raisons d'agir

Vous êtes partante pour la cure. Et même tellement partante que vous vous racontez des histoires... pas toujours réalistes. là encore, je vais devoir vous contredire !

1. Je vais perdre 3 kg en cinq jours.

Au risque de vous décevoir, ce n'est pas possible. Et ce n'est d'ailleurs pas souhaitable. Le but de la cure n'est pas de vous préparer à rentrer dans votre maillot en un temps record, mais à nettoyer l'organisme, vous sentir mieux et retrouver votre vitalité. Ceci étant, si vous faites la cure complète et que vous adoptez au long cours de bonnes habitudes alimentaires (je vous en parlerai à la fin de ce livre), vous pouvez perdre progressivement quelques kilos en trop. Et n'oubliez pas que la cure vous apportera un grand mieux-être et une vraie sensation de légèreté.

2. Je vais faire les choses à fond.

Ne cherchez pas à jouer les filles parfaites. Une cure, c'est un moment pour se faire du bien, mais ce n'est pas facile tous les jours. Cela demande de bien s'organiser, de faire des efforts, de ne pas se décourager. J'ai promis de vous aider à passer, mais si vous ne faites pas à 100 % tout ce qui est écrit, vous n'êtes pas nulle pour autant.

➘ Si vous avez peur de craquer, allez voir mes astuces pages 98-99.

3. C'est la mode. Et d'ailleurs votre chef s'y est mise et n'arrête pas de vous en parler.

Stop ! Ce n'est pas une question de mode, c'est une question de besoin. Si c'est bon pour votre santé, si vous en êtes objectivement convaincue, alors lancez-vous. À condition de vous écouter et de choisir le bon moment.

4. Ça va être génial, j'ai hâte de commencer.

Je vais sans doute passer pour une rabat-joie, mais je préfère être franche avec vous : non, ce n'est pas le nirvana tous les jours. Et je préfère que vous regardiez en face les difficultés. C'est le meilleur moyen de ne pas craquer, de supporter la fatigue du début. Il faut aussi faire preuve de volonté pour refuser de sortir avec ses copines, pour s'enfermer chez soi et éviter les tentations...

➘ Pour savoir exactement à quoi vous attendre et être bien préparée mentalement, rendez-vous pages 30-31.

5. Une cure au printemps, une autre à l'automne, c'est obligatoire...

Non, il faut juste s'écouter. On ne fait pas une cure parce que c'est marqué dans notre agenda, on la fait parce que notre corps nous dit qu'il est fatigué.

➘ Pour savoir quelle cure vous convient et quels sont les besoins de votre corps, rendez-vous pages 32-33.

Mode d'emploi du livre

Quatre cures, des conseils, des listes de courses, des soins beauté et bien-être, l'offre est riche. Vous avez un peu peur de vous perdre en route ? Voici un petit GPS qui vous aidera à circuler facilement dans ce livre.

1 Je règle leur compte aux idées reçues

Comme tout le monde, vous savez en gros comment fonctionne une cure. mais vous avez peut-être aussi plein d'idées reçues sur les faux obstacles ou les fausses attentes. Commencez par lire les **pages 6-7** pour vous faire une idée plus précise de ce qui vous attend.

2 Je connais les 10 règles d'or sur le bout des doigts

Ces dix règles d'or, ce sont vos mantras pour une cure sereine. Et c'est avant qu'il faut les connaître, pour mieux pouvoir vous préparer. À découvrir **pages 10-11**.

3 Je me renseigne sur ce dont j'ai besoin et sur ce qui me fait du bien

Première chose à faire : s'assurer qu'on dispose bien au moins d'un mixeur plongeant… Voire un peu plus si affinité avec les cures ! Rendez-vous **page 14** pour en savoir plus. Ensuite, lisez attentivement les **pages 14-24**. Vous y trouverez toutes les explications sur les vertus des ingrédients que vous allez utiliser. Certains se trouvent déjà dans votre placard. D'autres, comme les superfoods, que vous allez découvrir **pages 22-23**, vont y faire leur entrée. Enfin, il y a les fruits et légumes frais, la base de toutes les cures. Je vous conseille attentivement de lire et relire les **pages 18-21** pour tout connaître sur leurs bienfaits, les meilleures saisons pour les manger, comment les conserver…

4 Je me renseigne sur tout ce qui va m'aider pendant la cure

Dans chaque cure, vous trouverez des idées de soins beauté et bien-être basés sur l'utilisation des plantes. Rendez-vous **pages 25-27** pour découvrir les bénéfices de ces jockers.

Dernières questions

S'il y a encore des choses qui vous inquiètent, allez voir **pages 30-31**.

5 Compte à rebours

Un chapitre très court, **pages 28-29**, mais d'une importance capitale. Avant de vous lancer dans la cure, vérifiez bien que toutes les conditions sont réunies pour réussir et préparez-vous physiquement et matériellement.

6 Je choisis ma cure

Faites le test **pages 32-33** pour savoir quel programme répondra le mieux à vos besoins.

7 Je me jette à l'eau !

Cure gourmande **pages 35-45**.
Cure après fête **pages 47-57**.
Cure beauté **pages 59-73**.
Cure de cinq jours **page 75-97**.

Et si je craque ?
Des conseils **pages 84-85**.
Des conseils **pages 98-99**.

8 Sortir de la cure

Vous touchez au terme de ce voyage. Pour faire la transition vers une alimentation normale, découvrez nos conseils **pages 100-101**, inspirez-vous de nos recettes **pages 102-103** et maintenez les bénéfices de votre cure en adoptant de nouvelles habitudes alimentaires, avec de belles idées proposées **pages 108-111**.

Index

Un outil précieux pour affiner votre programme. **Pages 116-125.**

avant de commencer

LES 10 RÈGLES D'OR

Ces règles sont valables pour chacun des programmes de cet ouvrage. Si cela vous est possible, appliquez-les toutes. Si elles vous semblent difficiles à mettre en œuvre, choisissez-en quelques-unes seulement, mais respectez-les.

Règle n° 1
Faites une cure deux fois par an, au printemps et à l'automne : le but est d'entretenir votre corps au mieux et sur le long cours.

Règle n° 2
Consommez de préférence des aliments issus de l'agriculture biologique.

Règle n° 3
Armez-vous de patience, car de petits désagréments peuvent apparaître. Heureusement, ils sont passagers.

Règle n° 4
Pour accélérer le processus de la cure, relaxez-vous et dormez le plus possible.

Règle n° 5
Prenez un bain bien chaud tous les soirs.

Règle n° 6
Buvez une tasse de tisane trois fois par jour.

Règle n° 7
Buvez tout au long de la journée de l'eau florale diluée dans 1,5 litre d'eau minérale.

Règle n° 8
Diffusez dans votre chambre une huile essentielle relaxante tous les soirs pendant 15 minutes.

Règle n° 9
Faites des automassages tous les jours, matin et soir, pendant 3 minutes. Contrôlez et ajustez le rythme de votre respiration à vos mouvements.

Règle n° 10
Pratiquez la respiration consciente tous les jours, matin et soir, pendant 3 minutes. Essayez ensuite de l'intégrer dans votre vie de tous les jours.

En bref, prenez soin de vous !

Le calendrier idéal

La cure gourmande

En toutes saisons, quand on est motivé, quand a du temps pour être vraiment au calme, quand on a envie de s'offrir un week-end relaxant, de se faire du bien tout en douceur.

La cure après fête

Début janvier est sans doute la première période à laquelle on songe pour se remettre des excès de la fin de l'année, mais vous trouverez bien d'autres occasions de faire une bonne détox…

La cure beauté

Toute l'année après une période hyperstressante ; à la fin de l'hiver à cause des changements brusques de température ; dès que la fatigue se fait plus forte. Une cure par mois, c'est le bon rythme.

La cure de cinq jours

Au printemps ou en été parce qu'il fait chaud et que c'est plus facile (zéro souci pour ne prendre que des jus !), en début d'automne pour récupérer de la fatigue liée à la chaleur et se préparer à l'hiver (quand on fait une cure, on est moins frileux). Deux ou trois fois par an, c'est bien, mais en s'observant : on fait la cure parce que notre corps le demande, pas parce que c'est écrit dans les magazines.

MON ÉQUIPEMENT DE BASE

Les cures que j'ai concoctées pour vous n'exigent pas un matériel de pro. Je suis même persuadée que vous en avez déjà une bonne partie dans vos placards…

Pour la cure gourmande et la cure après fête

1 mixeur plongeant
ou
1 blender

Le mixeur plongeant peut suffire à condition de couper en morceaux assez petits les aliments un peu fermes.

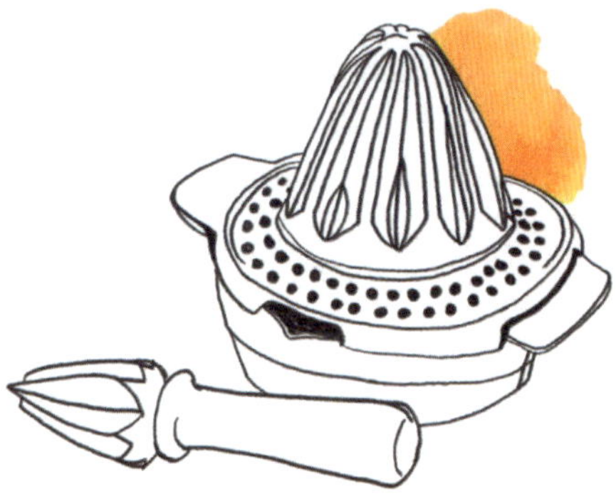

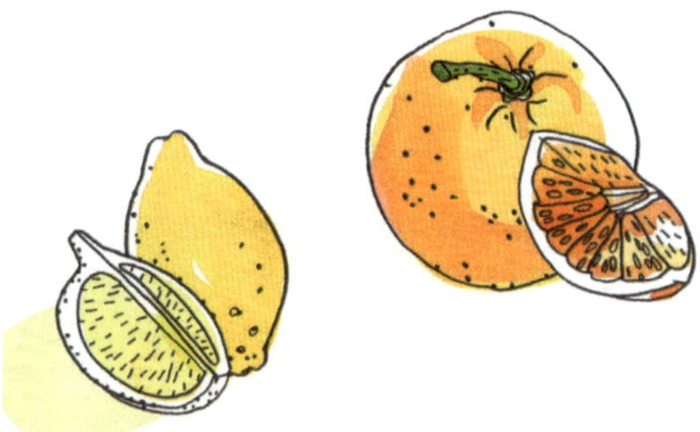

Pour la cure beauté et la cure complète

- 1 presse-agrumes
- 1 mixeur plongeant ou 1 blender (Vitamix de préférence)
- 1 centrifugeuse ou 1 extracteur de jus
- 1 shaker (mais 1 bocal avec un couvercle bien hermétique peut faire l'affaire !)
- 1 germoir

Le matériel indispensable

Blender ou mixeur plongeant
C'est avec eux que vous allez confectionner vos smoothies. Maniable, léger et peu encombrant (on le lave en 30 secondes et on le range facilement), le mixeur plongeant est bon marché (on en trouve dès 30 euros dans une marque fiable), mais le blender présente d'autres avantages qui justifient son prix (à partir de 70 euros pour un produit de qualité) : son moteur est plus puissant, donc il mixera mieux les gros morceaux et donnera des boissons mousseuses et veloutées.

Smoothies...

Blenders et mixeurs sont réservés aux smoothies des deux premières cures, car ils conservent les fibres, qui ont un effet rassasiant.

Le Vitamix : le roi du mixage
D'une puissance exceptionnelle, il pulvérise facilement les fruits et les légumes les plus costauds (les carottes crues, par exemple, mais aussi les graines ou les céréales), tout en préservant les qualités nutritionnelles des aliments. Son prix peut être prohibitif (autour de 650 euros), mais son achat se justifie pour les inconditionnels des jus et d'une consommation importante d'aliments crus.

Centrifugeuse ou extracteur
Ces deux ustensiles permettent de conserver les vitamines et les enzymes des aliments, mais pas les fibres. Il n'y a donc pas de digestion, ce qui permet de mettre le système digestif au repos.
Les centrifugeuses tournent à une vitesse très rapide, ce qui chauffe les aliments, alors que les extracteurs utilisent une vis sans fin ou un dispositif similaire pour écraser les végétaux et en extraire le jus à vitesse réduite. Pour les puristes, l'extracteur est préférable à la centrifugeuse, car il préserve les vitamines et les minéraux. Mais le prix n'est pas le même : on trouve des centrifugeuses à partir de 40 euros contre 100 euros minimum pour un extracteur.

...ou jus

Extracteur et centrifugeuse sont indispensables pour préparer les jus de la cure beauté et de la cure de cinq jours.

Pour vos graines germées
Investissez dans un germoir (à partir de 8 euros), car c'est un ustensile très facile d'utilisation. Vous aurez ainsi un large choix de pousses à votre goût... à condition de vous y prendre un peu à l'avance (entre trois et six jours selon les végétaux).

DANS MES PLACARDS

Outre les basiques de la cuisine (sel, poivre, huile, vinaigre...), voici une liste d'ingrédients dont vous aurez besoin pour confectionner jus ou smoothies, ainsi que des recettes plus consistante comme les salades et les soupes.

Bons et sains

- Amandes, noisettes et autres noix : à l'exception des personnes allergiques, tout le monde devrait en avoir des réserves dans ses placards car elles sont riches en vitamines et minéraux, et gorgées d'antioxydants. Ce sont aussi de très bons coupe-faim.
- Cèpes séchés : avec leur arôme très concentré, ils parfument agréablement une préparation et sont simples à utiliser. Comme l'indication de leur provenance n'est pas obligatoire, il vaut mieux privilégier les marques qui indiquent clairement l'origine du produit.

Les eaux florales

Elles sont des alliées pour vos cures. Utilisez-les pour parfumer l'eau et profitez de leurs vertus : celle de genévrier permet de lutter contre la rétention d'eau, celle de camomille romaine a des vertus calmantes, améliore le confort digestif et rééquilibre la peau

- Lait de coco, lait d'amande ou lait de soja : ces laits sont dépourvus de lactose et donc très digestes, à condition de choisir des produits bio, sans additifs ni sucres ajoutés. Tous apporteront une saveur délicate à vos smoothies...
- Miel : préférez le miel bio ou acheté auprès d'un petit producteur, sur le marché. Outre ses qualités aromatiques, le miel de thym ne manque pas de vertus pour la santé : apaisant, il favorise le sommeil (on l'utilise d'ailleurs souvent pour sucrer les tisanes du soir) ; il est aussi recommandé pour la prévention et le traitement des maladies infectieuses, respiratoires ou digestives.

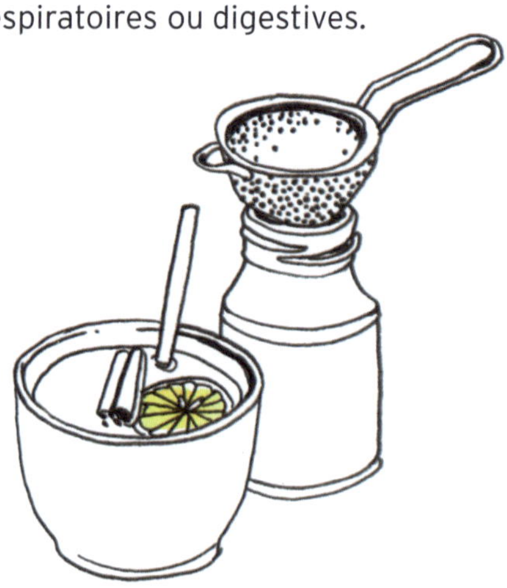

- Pignon de pin : enfermée dans une coquille dure, cette graine se loge entre les écailles des pommes de pin. Riche en acides gras, vitamines et minéraux, c'est un concentré d'énergie facile à utiliser en cuisine. Préférez les produits d'origine bio. Les pignons de pin rancissent assez vite : il vaut mieux les conserver dans des récipients hermétiques, à l'abri de la lumière.
- Purée d'amande : elle ne contient que des amandes et présente donc toutes les propriétés de l'oléagineux. La purée blanche est préparée avec des amandes mondées tandis que la purée complète contient aussi leur fine enveloppe brune ; elle est d'ailleurs plus nutritive. Elle se garde plusieurs mois à température ambiante (si l'huile remonte à la surface, remuez la purée à la fourchette).
- Sarrasin : c'est l'autre nom du blé noir dont on fait, en Bretagne, les fameuses galettes. Dépourvu de gluten, il est une très bonne source de minéraux et de vitamines, et il est très riche en calcium et en magnésium.

Condiments

- Moutarde : la moutarde à l'ancienne, qui contient des graines entières, est plus douce que la moutarde lisse.
- Huile d'olive : choisissez une huile de première pression à froid, bio de préférence et de très bonne qualité.
- Vinaigre balsamique : il est moins acide que les autres vinaigres, donc à privilégier pour vos sauces.
- Bouillon cube : misez sur le bio, et limitez-vous au bouillon de légumes. Mais le bouillon maison sera toujours meilleur et beaucoup plus sain. Vous trouverez une recette page 49.
- Tabasco : pas indispensable, mais permet d'apporter une note piquante qui relèvera la saveur d'une soupe ou d'un jus. Vous apprécierez sans doute au bout de deux jours de cure !

Épices

Curry, cannelle, piment et autres, les épices sont surtout utilisées ici pour rehausser la saveur d'un jus, d'un smoothie ou d'une autre recette. Elles sont un atout à ne pas négliger, car elles permettent d'éviter la monotonie, qui menace assez facilement, surtout dans la cure complète. Donc, considérez les épices comme un jocker si vous sentez que vous risquez de craquer !

Des vertus digestives

Le fenouil ou la badiane (anis étoilé) sont utilisés pour leur agréable saveur anisée, mais aussi pour leurs vertus digestives. N'hésitez pas à les employer en tisane, dans un jus ou dans un smoothie.

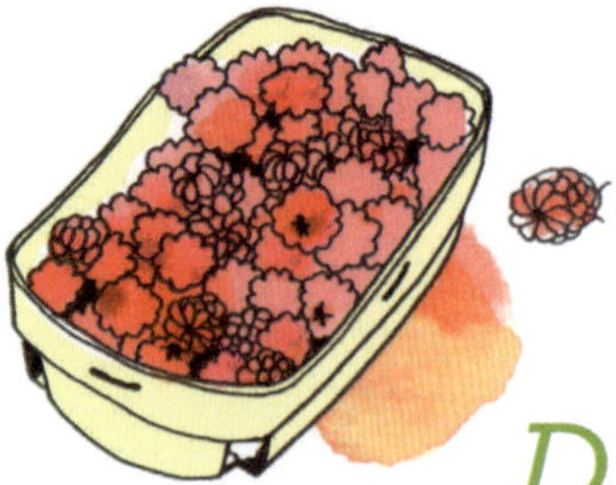

MON MARCHÉ DE PRODUITS FRAIS

Pendant vos cures, vous ferez l'impasse sur les produits laitiers. Donc vos achats de produits réfrigérés concerneront surtout les yaourts au lait de soja, ainsi que les aromates, fruits et légumes qui doivent se conserver au frais. Par contre, vous ferez un beau marché de produits frais.

Dans mon frigo

Les yaourts au lait de soja
On les choisit forcément nature et sans sucre. Ils sont dépourvus de lactose, mais riches en protéines végétales. Ils donneront de la consistance à vos smoothies, et donc parfaits pour les débutantes (cure gourmande ou après fête).

Le tofu
Je l'utilise surtout pour les sauces, dans la cure complète ou les recettes de sauce à utiliser au long cours. Préparé avec du lait de soja, il est très riche en protéines végétales et contient aussi des nutriments et des vitamines.

Le jus de grenade
Plus riche en antioxydants que le vin rouge ou le thé vert, le jus de grenade permet de lutter contre le vieillissement des cellules. L'idéal serait de consommer le jus du fruit frais, mais ce dernier n'est pas toujours facile à trouver. Donc, optez pour un produit bio 100 % pur jus, de première extraction à froid et conditionné en bouteille de verre pour préserver toutes ses qualités. Après ouverture, il se conservera huit jours au réfrigérateur, bien fermé.

Fruits, légumes et aromates

- Ils forment la base de vos cures de jus et de smoothies, donc privilégiez des produits ultra frais, bio et de saison.
- La plupart des fruits et légumes se conservent dans le bas du réfrigérateur. Sortez-les au dernier moment (ou quelques heures avant si vous n'aimez pas manger très froid).
- Préparez vos fruits et légumes au dernier moment. Ils doivent être lavés rapidement, sans les laisser tremper pour ne pas éliminer les vitamines.

- Les fruits et légumes bio, dépourvus de pesticides, n'ont pas besoin d'être pelés. Dans les cures de jus (cure beauté et cure complète), je vous conseille cependant d'éplucher les fruits qui présentent une écorce épaisse, comme les citrons, oranges et pamplemousses.
- Préférez les herbes aromatiques fraîches. Pour les conserver plus longtemps, gardez leurs racines au frais, dans un pot contenant un peu d'eau, ou enveloppez-les dans un papier absorbant humide, puis dans un sac plastique.

Ils n'aiment pas le frigo

Avocats, échalotes, oignons et ail doivent être conservés à température ambiante, de préférence dans un sac en papier opaque.
Sachez aussi que les agrumes, les pommes et les tomates (surtout en saison) ne supportent pas non plus le frigo. Donc, placez-les dans de gros compotiers décoratifs, en prenant soin de ne pas les laisser près d'une fenêtre car ils risquent de chauffer.

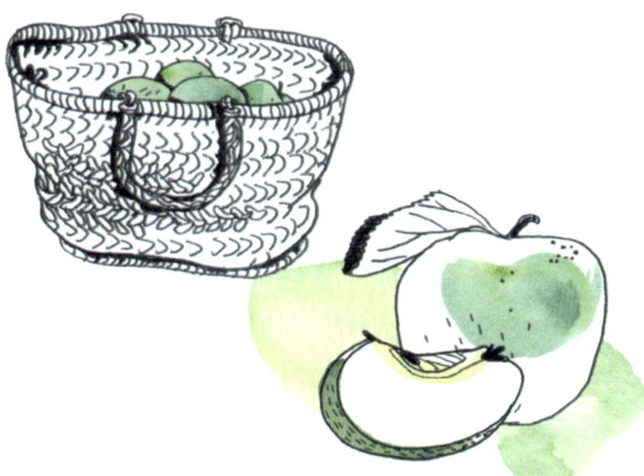

Misez sur le cru

Certaines enzymes indispensables à la digestion des aliments se trouvent préservées dans les fruits et les légumes crus, ce qui permet à l'organisme de dépenser moins d'énergie à digérer. Or, quand la digestion est plus facile, le processus d'élimination s'en trouve favorisé. Les jus sont une bonne solution pour profiter des vertus des enzymes sans souffrir des problèmes de digestion provoqués par les fibres.

C'est la saison, profitons-en !

Voici un calendrier qui vous aidera à faire votre marché. Suivez aussi les conseils que je vous donne dans les recettes pour privilégier les produits de saison.

JANVIER-FÉVRIER

Fruits de saison

- Ananas
- Citron
- Clémentine
- Kaki
- Lychee
- Orange
- Pamplemousse
- Poire
- Pomme

Légumes de saison

- Betterave
- Carotte
- Céleri
- Choux
- Endive
- Mâche

MARS-AVRIL

Fruits de saison

- Ananas
- Banane
- Clémentine
- Orange
- Pamplemousse
- Poire
- Pomme

Légumes de saison

- Carotte
- Céleri
- Chou
- Endive
- Épinards
- Navet
- Radis

MAI-JUIN

Fruits de saison

- Abricot
- Fraise
- Framboise
- Pamplemousse
- Pêche

Légumes de saison

- Blette
- Carotte
- Concombre
- Courgette
- Cresson
- Épinards
- Fenouil
- Navet

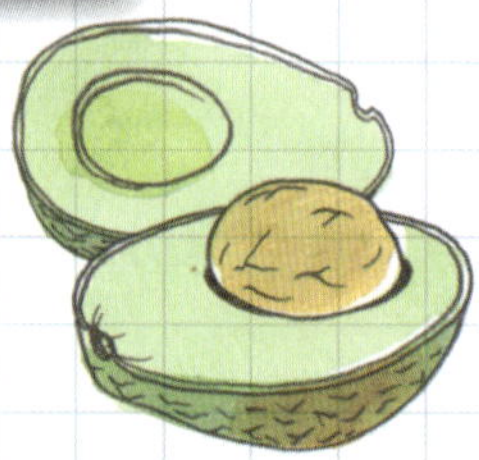

Ils sont détox !

Pour les fruits : l'ananas, la papaye, le pamplemousse, le citron, l'abricot, la pêche et la figue.
Pour les légumes : le fenouil, l'asperge, le radis, l'artichaut, la betterave.

En toutes saisons

Les produits d'origine exotique, comme l'avocat, la banane, la mangue, la papaye, ont bien sûr des saisons de récolte, mais ceux que l'on trouve en France viennent de différentes régions du monde. Cueillis à des périodes différentes, ils sont disponibles toute l'année sur nos étals.

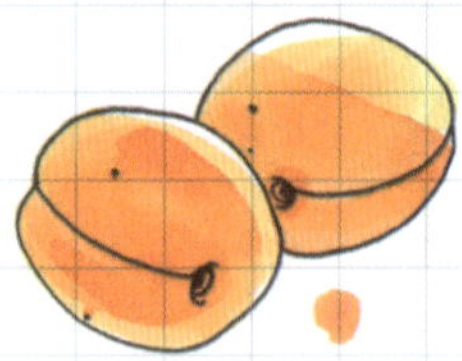

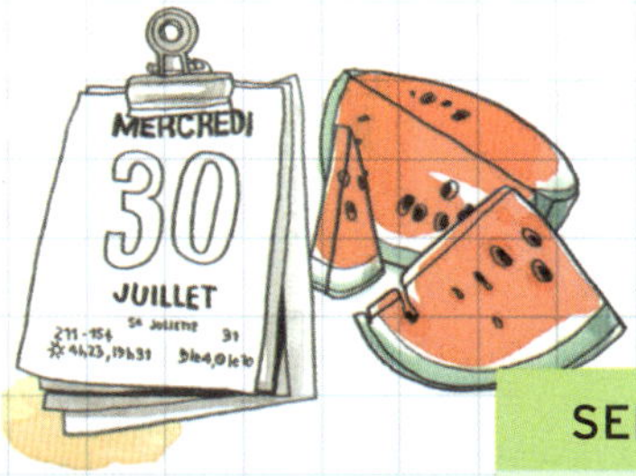

Antistress

Pour les fruits : le citron, le kiwi.
Pour les légumes : la carotte, le céleri, l'oignon, le persil, la tomate.

JUILLET-AOÛT

Fruits de saison

- Abricot
- Figue
- Fraise
- Framboise
- Melon
- Pastèque
- Pêche

Légumes de saison

- Blette
- Carotte
- Concombre
- Courgette
- Navet
- Poivron
- Radis
- Tomate

SEPTEMBRE-OCTOBRE

Fruits de saison

- Ananas
- Figue
- Kaki
- Melon
- Mûre
- Papaye
- Pastèque
- Pomme
- Raisin

Légumes de saison

- Blette
- Céleri
- Chou-fleur
- Concombre
- Navet
- Tomate

NOVEMBRE-DÉCEMBRE

Fruits de saison

- Ananas
- Châtaigne
- Clémentine
- Kaki
- Kiwi
- Lychee
- Orange
- Papaye
- Poire
- Pomme

Légumes de saison

- Carotte
- Chou
- Endive
- Fenouil
- Potiron

Pour activer la circulation

Pour les fruits : la clémentine, le melon, la mûre, la myrtille, l'orange, la pastèque, le raisin.
Pour les légumes : la carotte, le concombre, les salades.

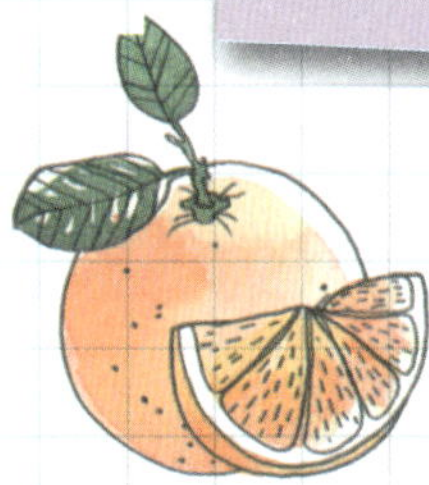

Pour la peau et les cheveux

Pour les fruits : les agrumes, les fruits rouges, les fruits secs et les oléagineux.
Pour les légumes : la betterave, le chou-fleur, le poivron rouge, la tomate.

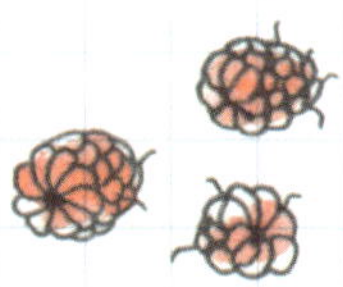

Beaux dehors, bons dedans

La liste qui suit ne prend en compte que les fruits, légumes, aromates et condiments utilisés dans les recettes des quatre cures.

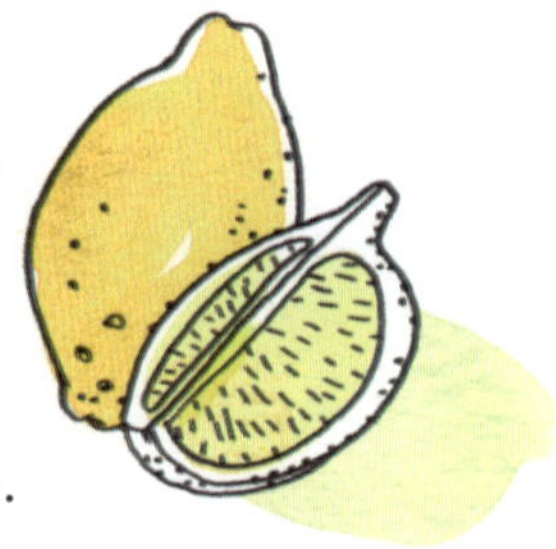

Les fruits

- L'ananas: l'une de ses enzymes, la broméline, facilite la digestion.
- Le citron: il favorise la digestion et est diurétique; il aide à éliminer les dépôts calcaires. Par son acidité et sa richesse en vitamine C, il aide à revitaliser l'organisme.
- La clémentine: elle possède une action de protection sur les vaisseaux sanguins. Comme tous les agrumes, riche en vitamine C, elle aide à l'absorption du fer par l'organisme.
- La figue: elle est tonifiante, reminéralisante, diurétique et laxative.
- Le kiwi: grâce à sa richesse exceptionnelle en vitamine C, il est très tonifiant.
- Le melon: par son effet diurétique, il participe au bon fonctionnement des reins.
- La mûre: elle contient beaucoup d'antioxydants, qui luttent efficacement contre les radicaux libres.
- L'orange: elle possède une action de protection sur les vaisseaux sanguins. Comme tous les agrumes, riche en vitamine C, elle aide à l'absorption du fer par l'organisme.
- Le pamplemousse: il draine le foie et stimule la digestion.
- La papaye: l'une de ses enzymes, la papaïne, facilite la digestion.
- La pastèque: par son effet diurétique, elle participe au bon fonctionnement des reins.
- La pêche: elle est reminéralisante, désaltérante et diurétique.
- Le raisin: il contribue largement à nettoyer le sang.

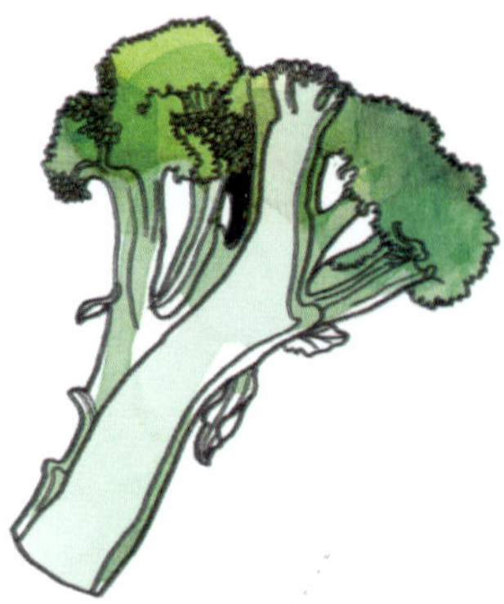

Les légumes

- La betterave: riche en antioxydants, elle est reminéralisante et un peu laxative.
- Le céleri: grâce à ses minéraux, il aide à combattre les sensations de fatigue.

- La carotte : très riche en bêta-carotène, qui lui donne sa couleur orange, elle possède de grandes propriétés antioxydantes et permet de lutter contre la fatigue.
- Le concombre : il est très riche en eau, dépuratif et reminéralisant.
- Le fenouil : il favorise la digestion et lutte contre les fermentations, ce qui permet de réduire les ballonnements et les gaz dans l'intestin ; il est légèrement diurétique et laxatif.
- Le poivron rouge : il est très généreusement pourvu en bêta-carotène.
- Le radis : riche en soufre, il favorise la digestion.
- La tomate : par sa teneur en lycopène et en bêta-carotène, des antioxydants efficaces, elle donne du tonus.

Les condiments

- L'ail : par son action sur la tension artérielle et sur le cholestérol, il joue un rôle protecteur sur le système cardiovasculaire ; il aide à fluidifier le sang. Il est aussi reminéralisant et très tonifiant.
- Le gingembre : très riche en antioxydants, il est extrêmement revitalisant. Associé à l'ail et à l'oignon, il est encore plus efficace.
- L'oignon : les jeunes oignons blancs, qui poussent au printemps, apaisent le système nerveux.

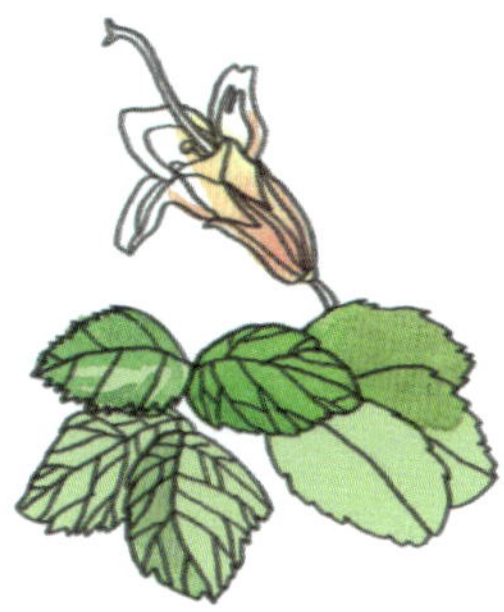

Les aromates

- Le persil : représentant l'une des plantes les plus riches en vitamines antioxydantes et en minéraux (calcium, soufre, potassium, fer et magnésium), il stimule l'organisme.

Les oléagineux

- L'amande ou la noisette : elles constituent des concentrés de vitamines et de minéraux. riches en vitamine E, elles aident à préserver la peau.

LES SUPERFOODS

Superfoods ou superaliments, ce sont des aliments pleins de bonnes choses pour notre santé : vitamines, minéraux, protéines, acides gras insaturés. Beaucoup de végétaux peuvent être considérés comme des superfoods, mais nous allons nous pencher ici sur quelques produits hors compétition...

L'açaï

Cette petite baie violet foncé originaire d'Amérique centrale est surtout vendue en poudre. Elle a une texture crémeuse et un léger arôme de chocolat. Riche en protéines, en fibres, en vitamines K, C et B, en manganèse, en potassium, en fibres et en oméga-3, 6 et 9. Stimule le fonctionnement du foie et des reins (élimination des toxines).

Le pollen

Le pollen contient naturellement des ferments lactiques, des fibres, des protéines, des minéraux, des oligo-éléments et des vitamines. Il est utilisé en médecine chinoise depuis des siècles. Préférez le pollen bio frais (rayon des surgelés).

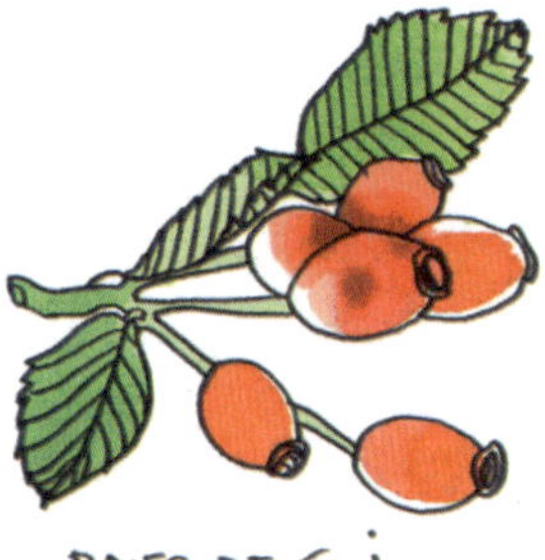

Les baies de goji

En Chine, on les surnomme « fruits de la longévité » ou « baies des immortels ». Les Chinois les utilisent depuis des millénaires pour leurs vertus tonifiantes, digestives, antistress, etc. Ce petit fruit rouge super revitalisant est riche en vitamines, oligoéléments, antioxydants et minéraux. Il active les enzymes qui font fonctionner le foie et limite l'oxydation des graisses dans le corps. On le trouve parfois frais chez certains marchands de primeurs, mais il est surtout vendu séché.

L'aloe vera

Cette plante vivace est dotée de nombreuses qualités : elle stimule les défenses immunitaires, a une action anti-inflammatoire, favorise l'élimination des toxines, aide à réguler le transit, etc. On consomme sa pulpe, vendue en jus ou en gel.

Le physalis

Très riche en vitamines C et A, en fer, en antioxydants et en protéines. Pour se reconstruire physiquement.

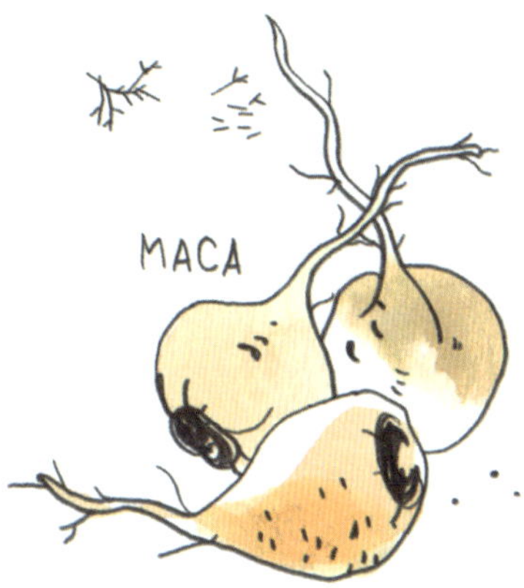

La maca

Cette racine qui pousse au Pérou, sur les hauts plateaux des Andes, est riche en minéraux, vitamines et acides aminés qui aident à digérer. On la trouve surtout en poudre. Tonifiante, elle aide à lutter contre la fatigue. C'est aussi un puissant antioxydant. D'une manière générale, elle aide à se sentir plus en forme physiquement et mentalement.

Le camucamu

Ce petit fruit rouge qui nous vient d'Amazonie est exceptionnellement riche en vitamine C naturelle très facilement assimilable. C'est un tonifiant puissant ainsi qu'un excellent antioxydant.

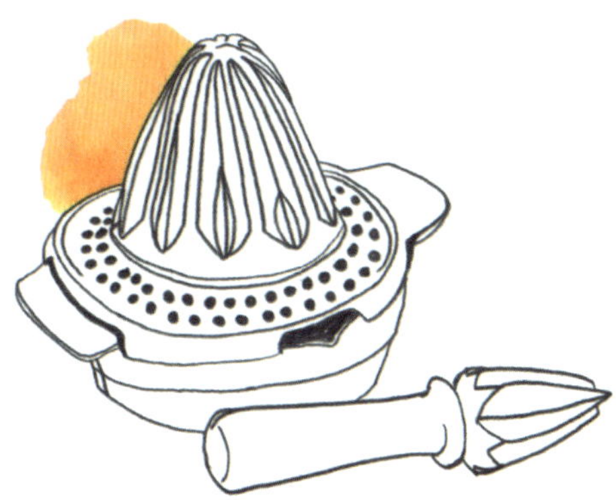

Les superfoods (suite)

Les graines de lin

Elles ont un petit goût sucré, un croquant agréable et une saveur qui rappelle celle des noix. Surtout, elles sont riches en acides gras essentiels, notamment en oméga-3, et en lignanes, de puissants antioxydants.

La spiruline

Cette micro-algue contient beaucoup d'iode et permet d'équilibrer les glandes thyroïdes. Très riche en fer, en vitamines, en protéines et en bêta-carotène, elle est tonifiante. Elle a aussi la particularité de détoxifier l'organisme.

Bio, encore et toujours

C'est la garantie de produits de qualité, dont les vertus ne seront pas altérées par des adjuvants et des pesticides. Il vous en restera forcément à l'issue de votre cure : pensez à les utiliser au quotidien, car ce sont des vrais boosteurs de bien-être.

Les cranberries

Riches en potassium, phosphore, sodium mais aussi en antioxydants, notamment en vitamine C.

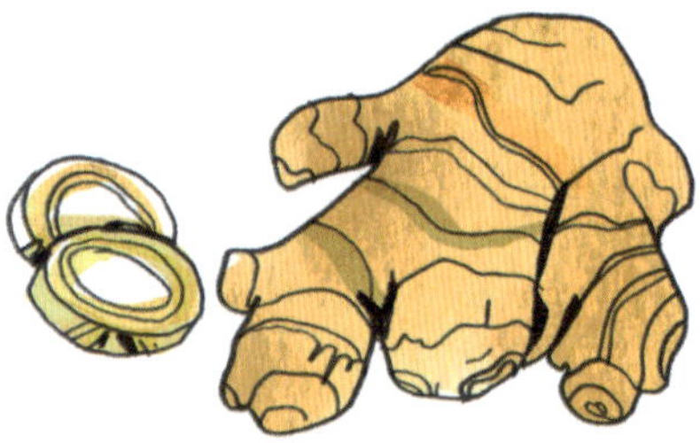

La lucuma

La poudre de lucuma est tirée d'un fruit originaire du Pérou. C'est un produit très nourrissant, au goût légèrement sucré, mais qui présente un index glycémique faible. Elle est très riche en calcium.

La chlorelle

Cette minuscule algue d'eau douce est une bonne source de vitamines, d'acides gras essentiels et de minéraux. Elle facilite l'élimination des métaux lourds. Idéale pour détoxifier et revitaliser.

MES JOCKERS POUR RÉUSSIR

Pour vous accompagner dans votre cure, misez sur les plantes, qui vous aideront à éliminer les toxines accumulées dans le corps, donc à purifier votre organisme. Automassages et soins du corps sont aussi des alliés de choix.

Misez sur les plantes

En huile essentielle, en eau florale, en huile de massage, en tisane, dans le bain, à diffuser dans une pièce, pour assaisonner une salade, les plantes seront vos alliées pendant la cure. Rien ne vous empêchera, une fois que vous en aurez apprécié les bénéfices, de les utiliser plus régulièrement.

Les huiles essentielles

La plupart peuvent être utilisées pures, en mélange ou diluées. En alliés de votre cure, vous allez surtout les employer diluées dans une huile végétale pour des massages (elles agissent sur l'organisme à la fois par application sur la peau et par inhalation). Mais rien ne vous empêche d'en parfumer vos salades ou smoothies pour les rendre encore plus gourmands. Et une fois la cure terminée, pensez à les employer pour relever vos assaisonnements : vous combinerez ainsi gourmandise et bienfait santé.

Pour vous détendre

Diffusez une huile essentielle dans une pièce en choisissant parmi les plus antistress (par exemple la lavande fine ou l'orange douce), car leur action relaxante accélère le processus de détoxication. Quand vous êtes détendue, vous parvenez à économiser le maximum d'énergie pour la consacrer à l'élimination des déchets.

Conseils d'achat

Choisissez uniquement des produits issus de l'agriculture biologique. Vérifiez l'espèce botanique de la plante, indiquée en latin sur le flacon.

Conseils d'utilisation

- Vérifiez si vous n'êtes pas allergique : déposez un peu d'huile essentielle à l'intérieur du poignet et attendez deux jours. Si vous observez une légère réaction inflammatoire, un eczéma, des boutons, ce produit n'est pas pour vous. Mais n'oubliez pas que lors d'une cure détox, une éruption cutanée peut être une simple réaction du corps.

- Les huiles essentielles sont très concentrées et leur arôme très puissant : une à deux gouttes suffisent pour obtenir un effet optimal.

- Conservez les huiles essentielles dans leur flacon opaque à l'abri de la lumière et de la chaleur. Une fois le flacon ouvert, elles se gardent pendant un an environ.

- Pour vos massages, préparez de préférence des petites quantités (une dizaine de gouttes d'huiles essentielles diluées dans 50 ml d'huile végétale). Ce mélange se gardera un mois environ.

Les eaux florales

On les appelle aussi hydrolats. Elles proviennent de la première eau de distillation à la vapeur d'une plante. Elles contiennent, à l'état de traces, presque les mêmes molécules que l'huile essentielle et présentent donc les mêmes propriétés, mais on peut en consommer jusqu'à 50 ml par jour.

Conseils d'achat
Choisissez, une fois encore, des produits issus de l'agriculture biologique.

Lesquelles choisir ?
Pour accompagner nos quatre cures, l'eau de genévrier, de sauge ou de sureau ont toutes trois un effet drainant.

Conseils d'utilisation
Diluez-les dans de l'eau minérale, selon une proportion de 1/6 à 1/3. Buvez cette solution tout au long de la journée. Vous pouvez prolonger leur emploi après la cure, pendant trois semaines, si vous voulez vraiment apprécier les bienfaits des plantes.

Les tisanes

Pour chaque cure, nous vous proposons une tisane. Vous pouvez en boire jusqu'à trois tasses par jour. N'oubliez pas que le fait de boire beaucoup peut vous aider à calmer vos fringales.

Les automassages

Ils sont un moyen privilégié pour apprendre à toucher son corps, à communiquer avec lui et à en prendre pleinement conscience, à écouter ses plaintes, ses faiblesses… Parce qu'il permet de se faire du bien, de s'occuper de soi, l'automassage est un acte essentiel. C'est pourquoi je vous en propose plusieurs dans chaque programme de ce livre. Car la cure est un moment particulier de votre vie, un moment où *vous décidez* de vous occuper de vous. Alors profitez-en pour apprendre des gestes qui vous font du bien. Et continuez une fois la cure terminée : quelques minutes d'automassage par jour peuvent avoir des effets étonnants, à condition de s'y tenir.

Respirez !

Dans tous les automassages, il est fondamental de contrôler le rythme de votre respiration pour bien contracter et décontracter certaines parties de votre corps. L'air, c'est l'énergie, et c'est la présence forte de cette respiration qui permettra à l'automassage d'être véritablement efficace. De même, il est important de régler et de maîtriser la pression de vos mains et de vos doigts. Associer d'une manière intime l'automassage et la respiration est un point auquel je tiens beaucoup.

La respiration consciente

Elle fait circuler l'énergie et apaise. Comme elle fait travailler le mouvement des côtes et des omoplates, elle lutte contre le mal de dos en permettant de réduire les tensions. Elle comporte deux étapes : une inspiration et une expiration longues, puis une pause suivie d'une inspiration profonde.

1. Inspirez par le nez en gonflant le ventre et en faisant pénétrer l'air dans vos poumons. Placez une main sur le ventre et une main sur la poitrine : cela vous aidera à sentir les mouvements de votre corps, à suivre ceux de votre ventre, qui se gonfle et se dégonfle, et à percevoir quand vos poumons se remplissent d'air, puis se vident.
2. Expirez par la bouche en dégonflant le ventre et en vidant entièrement vos poumons. Quand vous avez sorti tout l'air contenu dans vos poumons, tenez ainsi pendant 5 secondes. Puis inspirez par le nez en prenant de grandes impulsions d'air, toujours en gonflant le ventre. L'important est de vider entièrement vos poumons. Si de l'air reste en vous, vous ne pourrez ensuite inspirer qu'à moitié.

UNE CURE, ÇA NE S'IMPROVISE PAS

Une des clés de la réussite, c'est de se préparer. Matériellement et mentalement. Parce que ce n'est pas facile tous les jours !

Je me prépare mentalement

- Décidez de vous offrir un week-end en solo, voire trois ou cinq jours pour les cures les plus longues. Donc, ne prévoyez aucune sortie pour ne pas être tentée. Idéalement, il vaut mieux être en vacances afin de pouvoir s'allonger quand on se sent mal en point (une cure, ça fatigue dans un premier temps).
- Attention, on ne décide pas de faire une cure si on a de gros soucis, si on est fatigué après une période de stress important.
- Faites la cure quand vos enfants sont en vacances chez leurs grands-parents, quand votre conjoint est en déplacement, quand vous êtes sûre de ne pas être obligée de rester jusqu'à 21 heures au bureau.
- Pour vous sentir soutenue, vous pouvez partager la cure avec une copine, mais il faut qu'elle soit dans les mêmes dispositions que vous, c'est-à-dire bien préparée et parée pour ne pas succomber !
- D'accord, vous allez vous mettre au repos, oublier un peu vos amis pendant quelques jours, mais c'est l'occasion pour rattraper vos lectures en retard, écouter de la musique au calme... Donc, préparez des munitions pour vos soirées en solo.
- Les jours qui précèdent, on évite de manger comme quatre, de manger trop riche, de boire trop de vin. Pour la cure de cinq jours, il faut alléger son assiette trois jours avant, contre un jour pour la cure gourmande et la cure après-fêtes. En effet, la cure complète est plus difficile, elle exige donc de bien se préparer pour ne pas imposer un changement trop brutal à son organisme.
- Une cure, c'est aussi l'occasion, pour les femmes toujours pressées, de prendre le temps de faire des bonnes courses, de sortir pendant la cure de cinq jours pour aller chercher des légumes et des fruits ultrafrais. Accordez-vous le plaisir de choisir des

bons produits et de savourer le temps que vous passez à faire votre marché en vous disant enfin : « C'est génial, je m'occupe de moi. »

- On rêve à l'avance de ces quelques jours sans téléphone ni Internet (essayez au moins une journée, c'est tellement bon !), on s'imagine les bons bains, le repos du soir, la lumière douce, la chambre parfumée...

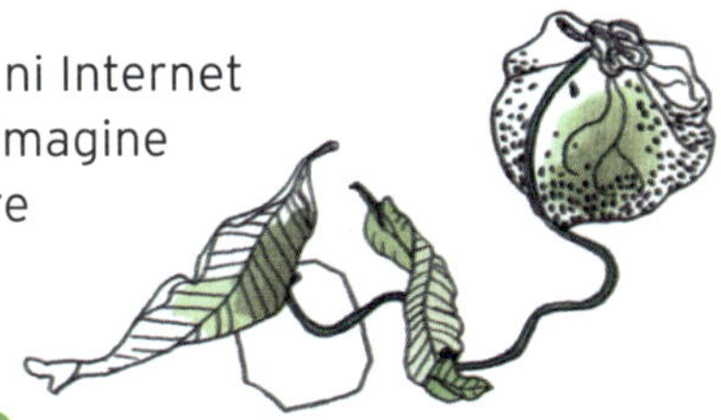

Je m'organise

- Mettez éventuellement des graines à germer au moins six jours à l'avance (mais si c'est trop compliqué, filez chez Monoprix ou au marché bio !).

- Préparez un bouillon maison pour deux jours, trois jours ou cinq jours. Même si vous ne l'utilisez pas dans une recette, vous pourrez en boire tout au long de la journée pour vous hydrater et vous détoxifier... Comptez 1 litre pour deux jours et misez sur les épices et aromates pour le parfumer. Bien sûr, si c'est trop compliqué pour vous ou que vous avez la flemme, vous utilisez un bon bouillon cube bio...

- Faites vos achats de produits frais la veille en suivant les listes données au début de chaque cure. Pour les denrées du placard, n'hésitez pas à anticiper un peu. Et n'oubliez pas les huiles essentielles de vos automassages ! Si vous n'en possédez pas, c'est le moment d'investir dans un diffuseur d'huiles essentielles.

- Si vous travaillez pendant la cure de cinq jours, préparez-vous un grand thermos de bouillon à boire tout au long de la journée. Préparez-vous aussi plusieurs jus, de préférence le matin même, et conservez-les dans des bocaux en verre propres et bien secs, fermés hermétiquement. Par contre, comme les smoothies se boivent ultrafrais de préférence, réservez-les pour le soir, quand vous pourrez les confectionner au dernier moment.

Tout ce qui m'inquiète et que je n'ai pas osé demander

Juste avant de vous lancer, il vous reste quelques questions non résolues. C'est le moment de faire un dernier tour d'horizon pour vous convaincre.

• Est-ce que je risque de souffrir de sensations désagréables ?

Maux de ventre et/ou de tête, mauvaise haleine, fatigue, ballonnements, tous ces troubles peuvent accompagner les débuts de la cure. Mais ce n'est pas systématique ; certaines personnes y échappent.

Rassurez-vous, ces sensations sont tout à fait normales : la cure (toutes les cures) accélère le processus d'élimination et améliore le fonctionnement du foie et des intestins. Les troubles dont vous souffrez indiquent que les toxines s'évacuent. Mais même si vous n'avez mal nulle part, votre corps se nettoie quand même, donc pas de panique !

Qu'est-ce que je dois faire ?

Il faut boire abondamment, du bouillon, de la tisane (je vous en propose une pour chaque cure), de l'eau florale de genévrier ou de sureau... Vous devez aussi essayer de dormir plus longtemps et de vous reposer vraiment, car l'élimination demande beaucoup d'énergie. Pour accélérer le processus, il faut faire des réserves d'énergie. Plus l'élimination sera rapide, plus vite vous sortirez de cette zone de troubles désagréables.

Pour tenir pendant la cure et supporter les petits désagréments, appuyez-vous sur la pratique des automassages. Un massage du ventre peut ainsi aider à calmer les sensations de malaise et les douleurs, tout en accélérant le processus d'élimination.

Une consigne pour toutes les cures

Quand vous faites une cure, vous devez absolument vous organiser pour avoir du temps chez vous et rester au calme. Ce n'est pas juste un conseil de bien-être, c'est vraiment le secret de la réussite.

Ce n'est pas grave de ne manger que des fruits et des légumes ?

Non, ce n'est pas grave du tout. Bien au contraire. La cure la plus longue dure cinq jours, donc vous ne pouvez pas souffrir de carences sur un délai aussi court. Par contre, mettre votre organisme au repos est indispensable si vous avez noté des signes de dysfonctionnement : fatigue, stress, digestion troublée, peau et cheveux fatigués, surcharge du foie liée à une alimentation trop riche. Les fruits et les légumes sont formidablement efficaces pour nettoyer l'organisme, le reposer, le rebooster. La cure vous permet d'éliminer momentanément les aliments qui épuisent votre corps, comme les protéines animales.

Je ne suis pas végétarien. Est-ce que c'est possible quand même ?

Tant que c'est bon, c'est possible. Donc, misez sur les aromates et les épices pour varier les goûts. Vous pouvez aussi introduire quelques variantes dans les recettes en choisissant les aliments que vous préférez (reportez-vous pages 18-21 pour connaître les vertus des fruits et légumes et faire des substitutions adaptées).

Si vous n'êtes pas végétarien, profitez de la cure pour essayer de ressentir les bienfaits de quelques jours sans protéines animales afin de pouvoir limiter cette source de protéine dans votre alimentation courante. Il ne s'agit pas de vous interdire la viande, simplement de vous aider à privilégier les aliments qui vous veulent du bien et à réduire ceux qui vous polluent.

Si je craque, c'est grave ?

Sauf si vous craquez dès le premier jus, ce n'est pas très grave car vous aurez déjà entamé un processus d'élimination. En fait, il y a deux cas de figure.

Soit vous craquez et vous abandonnez, parce que vous êtes stressée (ce n'était donc pas le bon moment), parce que c'est difficile (vous n'étiez sans doute pas assez bien préparée mentalement). Dans ce cas, faites une pause et programmez une nouvelle cure dans le mois qui suit en prenant soin de relire toutes les propositions de la première partie de ce livre.

Soit vous craquez parce que vous avez trop faim, parce que des amis que vous n'avez pas vus depuis longtemps vous proposent un dîner au débotté, parce que vous vous êtes laissé tenter par une gourmandise... Dans ce cas, si vous êtes dans une cure beauté ou cure de cinq jours, soit vous reprenez à l'endroit ou vous avez craqué en prenant davantage de jus (vous pouvez en boire jusqu'à huit par jour) et en vous accordant une salade pour le déjeuner, soit vous enchaînez sur une cure gourmande ou une cure après fête, dont les menus sont plus riches en fibres, donc plus rassasiants.

Si j'ai très faim, comment je fais ?

La première chose à faire, c'est de se poser cette question : Est-ce que j'ai peur de ne pas manger assez ou bien est-ce j'ai *vraiment vraiment* faim ? Dans le premier cas, lisez, regardez un film, reposez-vous, prenez un bain... En bref, occupez votre esprit pour le détourner de sa peur !

Dans le second cas, vous pouvez recourir aux recettes SOS données en pages 98-99.

Fruits et légumes au long cours

Pour en connaître tous les bienfaits, reportez-vous pages 18-21.

J'ai peur d'avoir froid.

La température du corps va tomber, et c'est tout à fait normal. Donc, chauffez un peu plus la maison, prévoyez un plaid tout doux pour une pause canapé, une couverture de plus sur votre lit. Buvez des tisanes bien chaudes, prenez un bain chaud et transpirez !

Pas de sortie, pas de copains, pas de shopping... Je vais m'ennuyer !

On coupe tout, même l'ordinateur et le téléphone portable si c'est possible. Si vous êtes accro, cela peut être un peu difficile au début, mais vous verrez, ça fait un bien fou ! On lit, on dort, on rêve, on regarde un vieux film, on tricote !

Avec les superfoods, j'ai l'impression que je vais manger des « médicaments » !

C'est vrai que les superfoods sont vraiment reliés à une alimentation santé, et que la perspective n'est pas très gourmande.

Pour les ingrédients comme la spiruline, dont le goût est puissant (et très très iodé !), sachez que les recettes ont été testées et les quantités ajustées. Il y a juste la quantité pour que l'ingrédient soit efficace sans être rebutant.

Pour tous les aliments courants, sachez que si certains vous déplaisent vraiment, vous pouvez tout à fait les remplacer par un autre dans les smoothies, les soupes et les salades. Par contre, pour les jus, je vous demande de jouer le jeu et de suivre exactement la recette. C'est la grande contrainte de la cure complète, mais je vous promets que vous aurez une pêche d'enfer dans quinze jours !

Test : de quelle cure avez-vous besoin ?

Si vous ressentez un ou plusieurs troubles décrits ci-dessous, vous pouvez déterminer la cure qui vous correspond le mieux. Si les troubles dont vous souffrez appartiennent à plusieurs familles, vous pouvez suivre une cure l'une après l'autre

Si…

- Vous n'avez jamais fait de cure.
- Vous avez peur de ne pas y arriver.
- Vous êtes curieuse mais pas encore prête à vous lancer.
- Vous pensez que c'est impossible de ne manger que des fruits et légumes,
- Vous êtes persuadée que les cures, c'est trop compliqué.
- Vous avez envie de vous alléger, mais sans vous infliger une vraie cure.
- Vous vous sentez fatiguée, un peu lourde, pas très allante.
- Vous avez envie de vous faire du bien, de prendre soin de vous, de vous offrir un moment pour vous.

Essayez la cure gourmande (voir p. 35). C'est une bonne entrée en matière, avec des recettes savoureuses et des soins pour vous occuper de vous.

Si…

- Vous avez trop mangé ces derniers jours.
- Vous êtes gonflée.
- Vous vous sentez fatiguée, lourde.
- La nourriture ne vous fait pas envie.
- Les plats trop riches ne vous tentent pas.
- Vous avez fait quelques excès pendant une période festive.

Entamez une cure après fête (voir p. 47). Ce programme cure est une réponse ponctuelle à un excès ponctuel, à la différence de la cure de cinq jours.

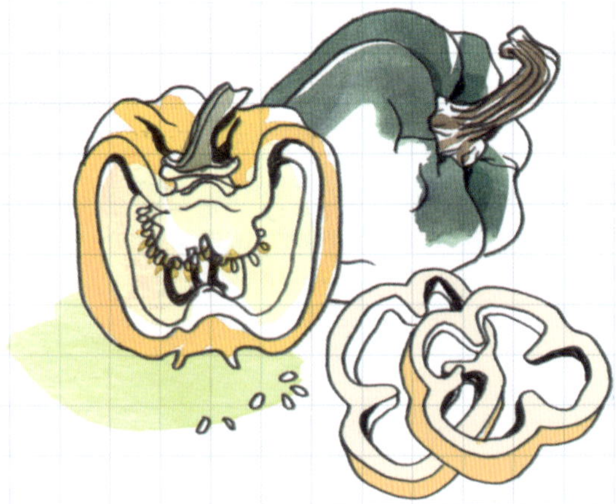

Si...

- Votre teint manque d'éclat.
- Votre peau est grasse.
- Votre peau est sèche.
- Votre peau manque de fermeté.
- Votre peau n'est pas lisse et douce.
- Les poches sous vos yeux sont marquées.
- Vous avez des boutons, des rougeurs.
- Vos cheveux sont ternes, mous, abîmés, dévitalisés.
- Vos pointes de cheveux sont cassantes.

Entamez une cure beauté (voir p. 59) et faites-vous plaisir avec le programme bien-être qui l'accompagne.

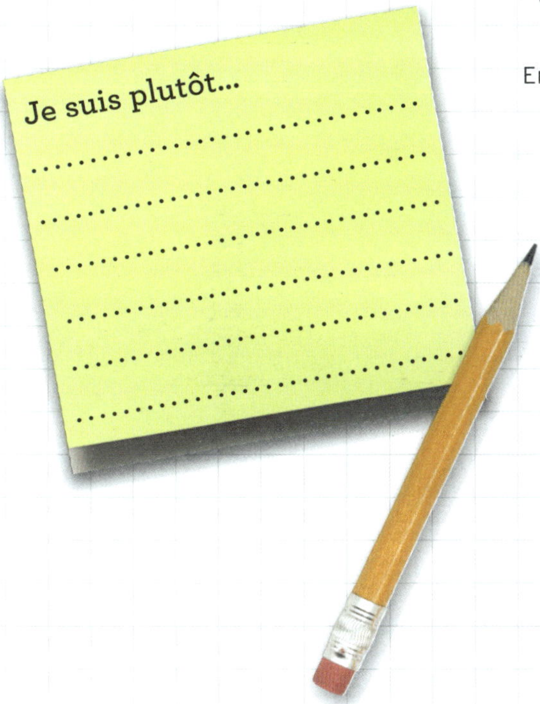

Si...

- Vous constatez une baisse de tonus.
- Vous avez une sensation de surpoids(même si vous n'avez pas vraiment grossi).
- Vous vous sentez gonflée dans tout le corps.
- Vos articulations ou vos muscles sont douloureux.
- Vous manquez de concentration.
- Vous avez souvent des aphtes dans la bouche.
- Votre teint est terne.
- Vous avez des boutons.
- Vos cheveux sont ternes, sans vitalité.
- Vous avez la sensation d'avoir les jambes gonflées.
- Vous avez les mains et les pieds froids.
- Vous avez de la cellulite.
- Vous souffrez de migraines.
- Vos règles sont irrégulières et/ou douloureuses.

Entamez une cure complète (voir p. 75).

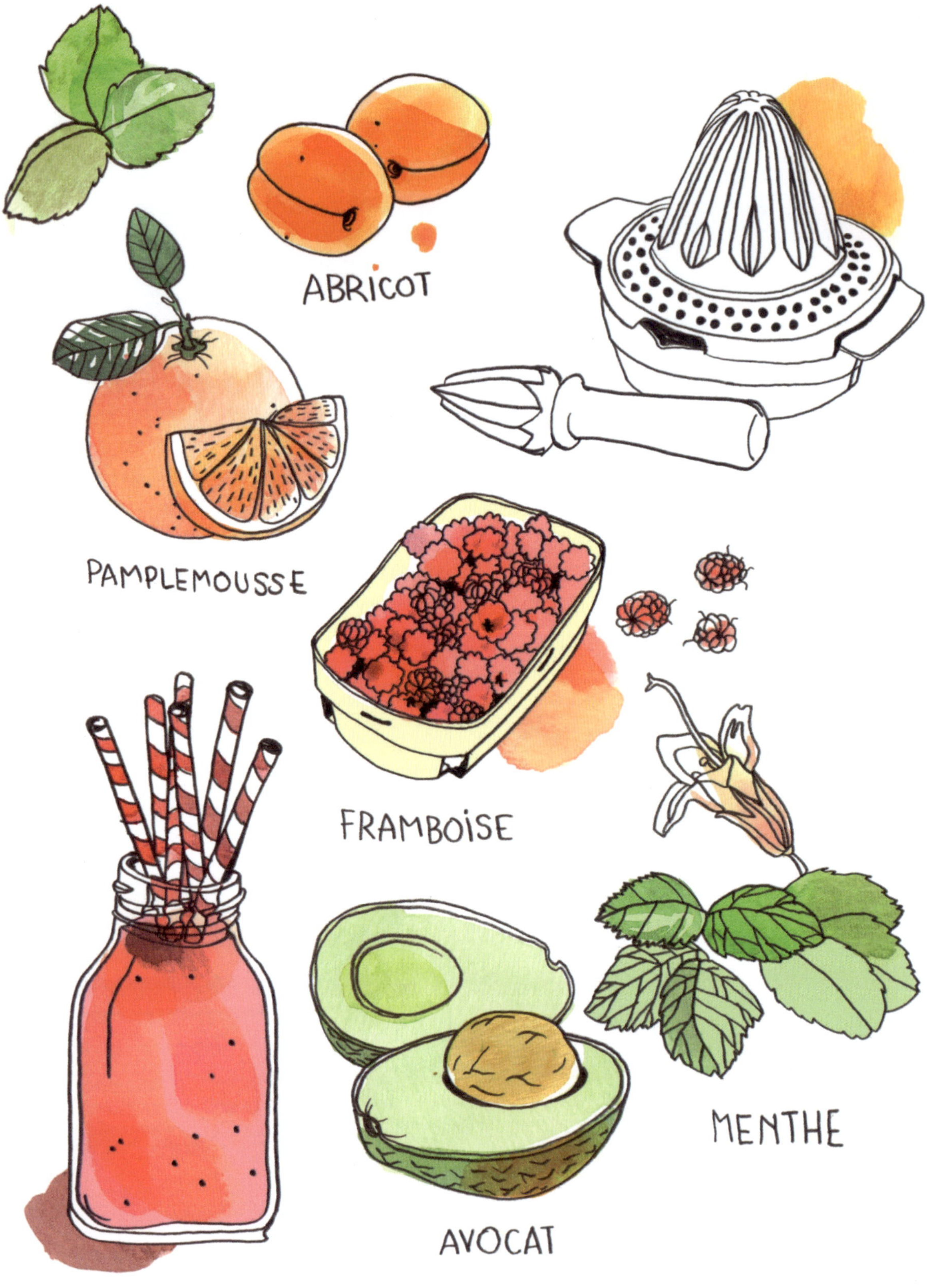
ABRICOT
PAMPLEMOUSSE
FRAMBOISE
MENTHE
AVOCAT

cure gourmande

C'est la cure idéale pour se faire du bien en douceur et passer un week-end au calme. Elle cumule les avantages pour les débutantes : détox, soins bien-être, recettes sympas avec des produits qui ont bon goût et qui vous veulent du bien. Tout un programme !

Comment ça marche ?
On commence le vendredi soir et on finit le dimanche soir. Mais attention, on commence à se préparer la veille (voir pages 28-29)...

Au menu
Une soupe le premier soir, une salade le midi pour les deux jours qui suivent, et le reste du temps des smoothies (deux le matin et deux l'après-midi). J'ai choisi pour vous des aromates, des ingrédients qui apportent beaucoup de saveur (menthe, miel, cannelle...) et d'autres qui vous aideront à ne pas avoir faim (amandes, banane...).

Une cure de smoothies
Contrairement aux jus, les smoothies contiennent des fibres, ce qui vous aide à vous sentir plus rassasié et vous permet de rentrer en douceur dans le processus de la cure. Vous faites aussi un apprentissage en douceur d'une alimentation liquide. C'est moins difficile qu'une cure de jus, mais les bénéfices seront en rendez-vous, car vous allez quand même réussir à mettre votre système digestif au repos.

Légumes et fruits de saison
Pour les puristes qui ne conçoivent pas d'acheter des endives en été et des fraises en hiver, reportez-vous aux tableaux des pages 18-19 pour adapter les recettes en fonction des saisons ou suivez les suggestions données en fin de recette.

Petit mémo

- Deux jours avant, je relis les conseils pour m'aider à me préparer.
- La veille, je fais mon marché et je prépare du bouillon pour deux jours (recette page 49).
- Si j'ai peur de craquer, je n'oublie pas de regarder pages 84-85.

Votre liste de course

FRUITS ET LÉGUMES

Abricots (2)
Ananas (1 petit)
Avocat (1)
Bananes (5)
Carotte (1)
Châtaignes (10)
Citron vert (1)
Courgette (1)
Endives (2)
Fraises (1 barquette)
Framboises (1 barquette)
Kiwi (1)
Lychees (10)
Mangue (1)
Melon (1)
Mesclun (1 poignée)
Mûres (1 barquette)
Noix (4)
Oranges (2)
Pamplemousses roses (2)
Poires (2)
Pomme (1)

HERBES FRAÎCHES ET AROMATES

Basilic
Menthe
Persil plat
*
Ail
Échalotes
Gingembre frais

ÉPICES

Cannelle
(poudre et bâton)
Cumin
Paprika
Piment de Cayenne

Pensez aussi à acheter les huiles essentielles dont vous aurez besoin pour vos soins bien-être.

POUR LA CURE GOURMANDE, VOUS AVEZ SEULEMENT BESOIN D'UN MIXEUR PLONGEANT OU D'UN BLENDER.

DANS LE PLACARD

Bouillon de légume
Cèpes séchés
Fleurs d'hibiscus
Dattes
Miel
Purée d'amandes
Lait de coco
Lait de soja
Eau de coco
Huile d'olive
Vinaigre de cidre
Sauce soja

Vendredi soir

Soupe avocat-champignons

Ingrédients

- 1/2 avocat
- 5 tranches de cèpes séchés
- 1/2 échalote
- 1/2 gousse d'ail
- 1/2 cube de bouillon de légume
- 1 c. à c. de purée d'amande
- 1,5 tasse d'eau bouillante
- Quelques feuilles de persil plat
- Sel, poivre du moulin

Préparation

Coupez l'avocat et recueillez sa chair à la cuillère.

Faites tremper les cèpes séchés dans de l'eau chaude pendant 15 minutes, puis coupez-les en morceaux.

Placez tous les ingrédients dans un récipient (si vous utilisez un mixeur plongeant) ou dans le bol du blender.

Mixez en ajoutant l'eau chaude au fur et à mesure, jusqu'à ce que le mélange soit bien homogène. Salez et poivrez. Décorez avec les feuilles de persil plat.

Tisane pomme, orange, hibiscus

• Ingrédients

- 2 tranches de pomme
- 2 tranches d'orange
- 1 c. à s. de fleurs d'hibiscus
- 1 bâton de cannelle
- 1 c. à c. de miel
- 300 ml d'eau bouillante

Préparation

Mettez tous les ingrédients dans une théière et versez l'eau bouillante dessus.

Laissez infuser 5 minutes avant de déguster.

Samedi

Smoothie fruits rouges, banane, coco

Ingrédients
- 1 poignée de framboises
- 5 mûres
- 1/2 banane
- 1 c. à. s de lait de coco
- 1 c. à. s de purée d'amandes
- Quelques feuilles de menthe

Préparation
Pelez et coupez les fruits.

Placez tous les ingrédients sauf le lait de coco et la menthe dans un récipient (si vous utilisez un mixeur plongeant) ou dans le bol du blender.

Mixez. Versez dans un verre, ajoutez le lait de coco et décorez avec les feuilles de menthe.

Produits de saison
Hors saison, on peut tout à fait utiliser des fruits rouges surgelés.

Smoothie abricot, pamplemousse, ananas

Ingrédients
- 2 abricots
- 1/2 pamplemousse rose
- 1/4 d'ananas
- 1 c. à. c de purée d'amandes

Préparation
Pelez les abricots et l'ananas, puis coupez en gros morceaux. Pelez le demi-pamplemousse avant de prélever les quartiers à vif pour enlever les membranes blanches.

Placez tous les ingrédients dans un récipient (si vous utilisez un mixeur plongeant) ou mettez-les dans le bol du blender. Mixez et dégustez sans attendre.

Produits de saison
On peut remplacer les abricots par des kiwis.

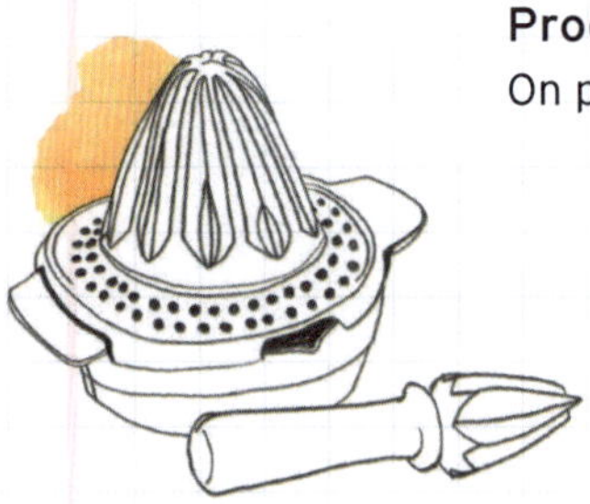

Salade d'endive, sauce à la mangue

Ingrédients
- 2 endives
- 1 kiwi
- 10 feuilles de menthe

Sauce
- 1 c. à s. d'huile d'olive
- 1/2 c. à c. de vinaigre de cidre
- 1/4 de mangue
- 1 petit morceau de gingembre
- Sel, poivre du moulin

Préparation

Coupez les endives en fines tranches. Pelez et coupez le kiwi en petits morceaux. Émincez la menthe.

Mixez ensemble tous les ingrédients de la sauce, sauf le sel et le poivre. Assaisonnez à la fin.

Versez la sauce sur la salade juste avant de déguster, remuez et savourez sans attendre.

Produits de saison

On peut remplacer les endives par quelques feuilles de laitue feuille de chêne.

La tisane de la cure gourmande

1. c. à s. de menthe séchée
4 boutons de rose
1 gousse de vanille
2 fleurs d'hibiscus
350 ml d'eau bouillante

Mélangez tous les ingrédients dans une théière, versez l'eau bouillante et laissez infuser 7 minutes avant de savourer.

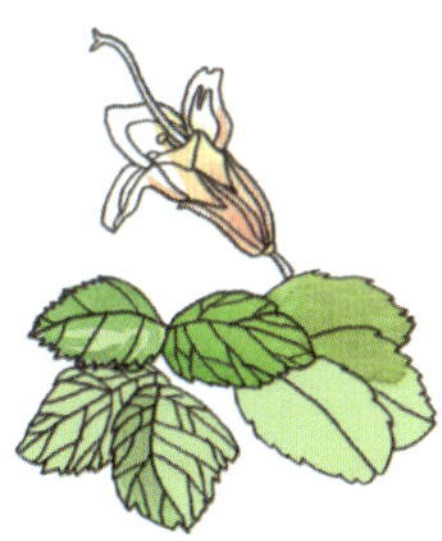

Samedi (suite)

Smoothie lychees, framboises, coco

Ingrédients

- 10 lychees
- 1 poignée de framboise
- 100 ml d'eau de coco
- 10 feuilles de menthe

Préparation

Épluchez et dénoyautez les lychees.

Placez-les dans un récipient (si vous utilisez un mixeur plongeant) ou dans le bol du blender, puis ajoutez les autres ingrédients.

Mixez et dégustez sans attendre.

Produits de saison

On peut remplacer les lychees par une demi-pomme.

Smoothie mangue, banane, gingembre

Ingrédients

- 1/2 mangue
- 1/2 banane
- Quelques petits morceaux de gingembre pelé
- 100 ml de lait de coco

Préparation

Pelez et coupez les fruits grossièrement.

Épluchez le gingembre avec un économe.

Placez l'ensemble des ingrédients dans le bol du blender. Mixez et savourez aussitôt.

Prenez un bain relaxant

Samedi, chouchoutez-vous toute la journée et le soir, terminez en beauté avec un bain pour vous détendre. Et buvez beaucoup d'eau ou de tisane pour vous aider à transpirer, ce qui va encore accélérer la détoxification.
Voici la composition que je vous recommande : mélangez 1 goutte d'huile essentielle de camomille romaine, 3 gouttes d'huile essentielle d'orange douce et 1 goutte d'huile essentielle de marjolaine dans une base neutre ou sur une poignée de sels de bain. L'arôme de camomille romaine est assez puissant pour embaumer tout votre bain.
Pour préparer un gel douche personnalisé, vous pouvez aussi verser dans une coupelle un peu de savon liquide ou de gel douche neutre d'origine biologique, sans adjuvant ni parfum, puis y ajouter les huiles essentielles. Et si le mélange vous plaît, confectionnez-en davantage en respectant un volume de 3 à 5 % d'huile essentielle en tout.
Pour profiter au mieux de votre bain, éteignez la lumière de la salle de bains et allumez une bougie parfumée. Ou bien prenez un bon livre et restez le plus longtemps possible dans l'eau bien chaude.

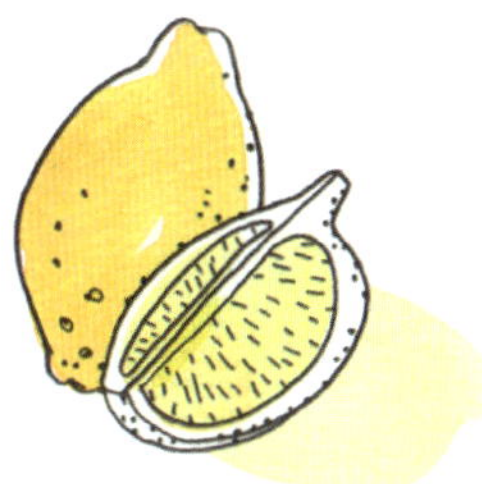

Si je craque...

Des idées pour tenir bon ou pour ne pas culpabiliser page 98-99.

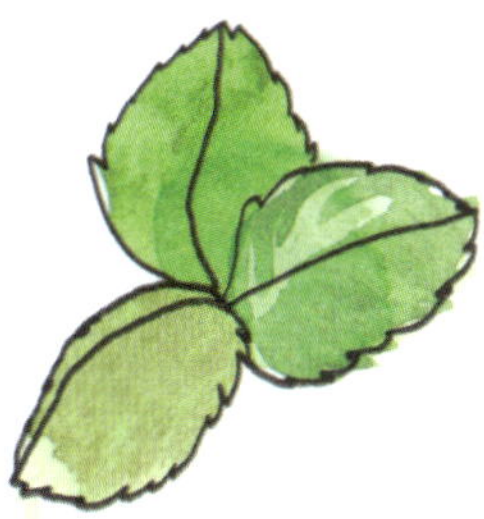

Effets indésirables

Rappelez-vous, la cure, même gourmande, ce n'est pas 100 % de bonheur... Si vous avez l'impression de ne pas bien supporter la détox, reportez-vous page 30-31 pour savoir comment atténuer les effets indésirables.

Dimanche

Smoothie poire, pamplemousse, banane

Ingrédients
- 2 poires
- 1 banane
- 1 pamplemousse
- 1 c. à. c de purée d'amandes
- Quelques feuilles de basilic

Préparation

Épluchez les poires et la banane, puis coupez-les grossièrement. Pelez le pamplemousse à vif pour récupérer les quartiers.

Placez tous les ingrédients dans un récipient (si vous utilisez un mixeur plongeant) ou dans le bol du blender, puis mixez. Savourez sans attendre.

Produits de saison

En été, on peut remplacer les poires par des pêches.

Smoothie fraises, orange, banane

Ingrédients
- 7 fraises
- 1 orange
- 1 banane
- 1 c. à. s de purée d'amandes
- Quelques feuilles de menthe

Préparation

Équeutez les fraises et coupez-les en deux. Pelez les oranges à vif et prélevez les quartiers.

Placez tous les ingrédients dans un récipient (si vous utilisez un mixeur plongeant) ou dans le bol du blender, puis mixez. Savourez sans attendre.

Produits de saison

En hiver, on peut remplacer les fraises par des poires.

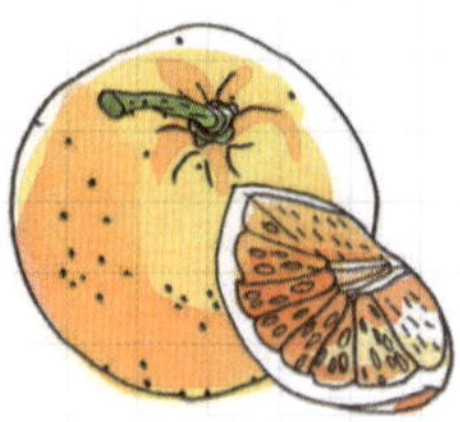

Salade sucrée et épicée

Ingrédients
- 1 poignée de feuilles de mesclun
- 1/4 de pomme
- 1/3 de courgette
- 1/3 de carotte

Sauce
- 1 c. à s. de purée d'amandes complètes
- 1 c. à c. de sauce de soja
- 1/2 gousse d'ail
- 2 dattes
- 1 c. à s. d'huile d'olive
- 1 pincée de cumin
- 1 pincée de paprika
- 1 pincée de piment de Cayenne
- 2 c. à s. d'eau

Préparation

Détaillez la pomme en bâtonnets. Râpez la courgette et la carotte. Écrasez l'ail.

Placez tous les ingrédients de la sauce dans le bol du blender et mixez.

Dans l'assiette, disposez les feuilles de mesclun autour de la pomme, de la courgette et de la carotte.

Versez la sauce juste avant de déguster.

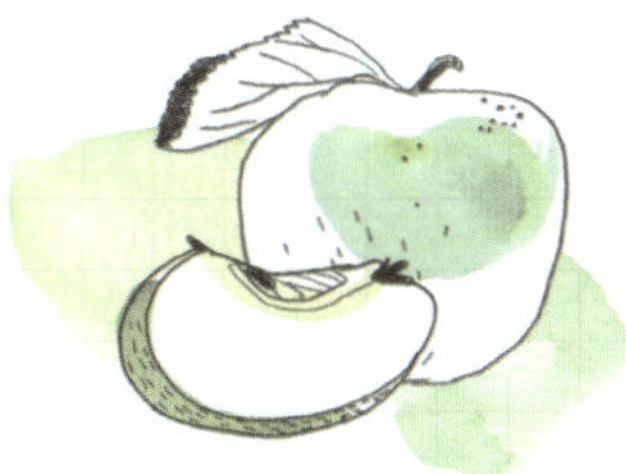

Boire beaucoup

Pour bien détoxifier l'organisme, pensez à boire beaucoup toute la journée (bouillon de légumes maison ou tisane). Cela aura aussi un effet coupe-faim qui vous soulagera en cas de fringales...

En hiver, vous pouvez tout à fait suivre la cure gourmande en achetant des fruits rouges (fraises, framboises, mûres) surgelés. Dans ce cas, le blender sera plus efficace. que le mixeur plongeant. Choisissez des produits qui ne comportent pas de sucres ajoutés.

Un soin drainant pour le visage

Votre week-end de cure gourmande (mais c'est valable aussi pour les autres cures…) est l'occasion idéale de prendre soin de votre peau, puisque vous allez rester tranquillement chez vous. Je vous propose donc un massage du visage avec cinq huiles essentielles qui vous aideront à drainer le système lymphatique et à dégonfler.

Le mélange

- Rose de Damas *(Rosa damascena)* : revitalisante et tonifiante.
- Bois de rose *(Aniba rosaedora)* : régénère, nettoie, adoucit et raffermit.
- Bois de cèdre *(Cedrus atlantica)* : active la circulation, antiseptique.
- Bois de santal *(Santalum album)* : revitalise et rééquilibre la peau.
- Encens *(Boswellia carterii)* : élasticité de la peau.

Préparez votre soin

Pour la base : 10 ml d'huile de noyaux d'abricot, de pépins de raisin, de rosier muscat ou de jojoba.

Huiles essentielles : rose de Damas (1 goutte), bois de rose (15 gouttes), cèdre de l'Atlas (3 gouttes), bois de santal (2 gouttes) et encens (5 gouttes), à mélanger avec l'huile végétale que vous aurez choisie.

C'est parti…

- Frictionnez le mélange d'huiles essentielles dans vos mains pour le chauffer.
- Collez vos mains paume à paume et mettez-les sous votre nez pour respirer le mélange avant de l'appliquer sur tout le visage et le cou en mouvements doux.
- Posez vos mains sur vos yeux pour que le mélange pénètre légèrement la peau.
- Pour le massage, vous devez d'abord faire une pression avec les doigts, puis les faire glisser fermement sur la peau pour drainer.
- Commencez en partant du milieu du menton vers les oreilles, en suivant la ligne des mâchoires. Faites trois passages.
- Posez les doigts à plat de part et d'autre de la bouche et faites à nouveau trois passages vers l'extérieur (toujours en alternant pression et glissement des doigts), puis de nouveau trois passages sur les joues en partant des ailes du nez.
- Maintenant, massez le tour des orbites en partant du bord extérieur des yeux, en faisant trois passages sans trop appuyer (la peau est fragile dans cette zone).
- les mêmes petites pressions en partant de la pointe extérieure des yeux jusqu'aux tempes, puis suivez les orbites en donnant de légères pressions avec la pointe des doigts.
- Terminez par un drainage du front, toujours avec trois passages, puis glissez les doigts le long du cou. Ensuite, crochetez vos doigts dans le creux des clavicules et faites trois respirations profondes.

Dimanche (suite)

Smoothie banane, châtaignes, noix

Ingrédients
- 1/2 banane
- 10 châtaignes en conserves, pelées et cuites
- 4 noix décortiquées
- 150 ml de lait de soja (sans sucre)
- Cannelle moulue
- 1 c. à. c. de miel

Préparation

Épluchez et coupez la banane en morceaux.

Placez-la avec le reste des ingrédients dans un récipient (si vous utilisez un mixeur plongeant) ou dans le bol du blender.

Mixez et savourez aussitôt.

Smoothie melon, banane, citron vert, coco

Ingrédients
- 1/3 de melon
- 1 banane
- Le jus d'1/2 citron vert
- 100 ml de lait de coco
- Quelques feuilles de menthe

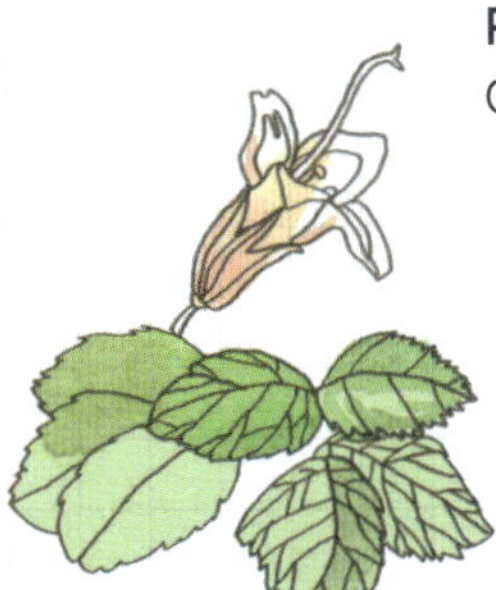

Préparation

Pelez et coupez les fruits.

Placez l'ensemble des ingrédients dans un récipient (si vous utilisez un mixeur plongeant) ou dans le bol du blender.

Mixez et dégustez sans attendre.

Produits de saison

On peut remplacer le melon par de la mangue.

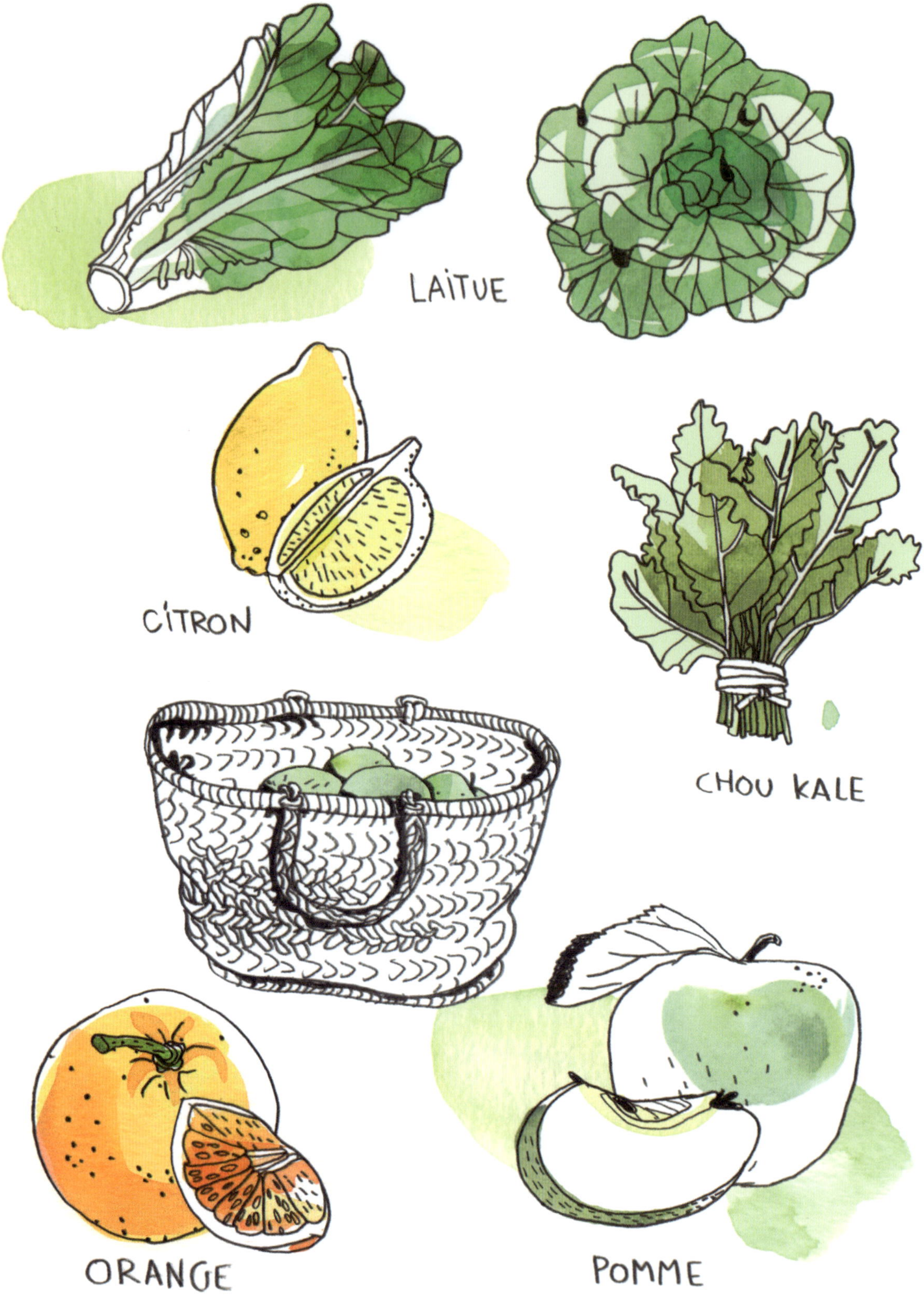
LAITUE
CITRON
CHOU KALE
ORANGE
POMME

cure après fête

Le programme idéal après quelques jours de repas festifs (par exemple pour commencer l'année, une fois terminés les festins où vous avez laissé libre cours à votre gourmandise) ou si on se sent lourd, sans beaucoup d'allant. Comme dans la cure gourmande, les smoothies restent au menu...

Comment ça marche ?
Là encore, on commence le vendredi soir et on finit le dimanche soir. Mais on n'oublie pas de commencer à se préparer la veille (voir pages 28-29)...

Au menu
Une soupe le premier soir, une salade le midi pour les deux jours qui suivent, et le reste du temps des smoothies (deux le matin et deux l'après-midi). La banane va donner un peu de corps à vos smoothies et vous allez aussi pouvoir vous initier en douceur à quelques superfoods : pollen, graines de lin et maca (pour en savoir plus sur ces aliments magiques, reportez-vous aux pages 22-23).

Petit mémo

- Deux jours avant, je relis les conseils pour m'aider à me préparer et à m'organiser.
- La veille, je fais mon marché et je prépare du bouillon pour deux jours (recette page 49).
- Si j'ai peur de craquer, je n'oublie pas de regarder pages 84-85.

Légumes et fruits de saison
Pour les puristes qui ne conçoivent pas d'acheter des clémentines en été et des poivrons en hiver, reportez-vous aux tableaux des pages 18-19 pour adapter les recettes en fonction des saisons ou suivez les suggestions données en fin de recette.

Soins du corps
Pour optimiser le bénéfice de la cure, on mise sur les soins du corps et les massages. Vous trouverez dans les pages qui suivent quelques suggestions faciles à mettre en œuvre !

Votre liste de course

FRUITS ET LÉGUMES

Ananas (1)
Avocat (1)
Bananes (4)
Betterave (1)
Blette (1 tige)
Carotte (1)
Céleri (1 branche)
Chou-fleur (1 petit)
Concombre (2 petits)
Citron jaune (3)
Citron vert (1)
Clémentines (2)
Figues (5)
Fraises (1 barquette)
Framboises (1 barquette)
Kiwis (2)
Mesclun
Oranges (4)
Pamplemousse (1)
Papaye (1)
Pêches ou nectarines (2)
Poire (1)
Poivron rouge (1)
Radis (1 botte)
Mûres (1 barquette)

Pensez aussi à acheter les huiles essentielles dont vous aurez besoin pour vos soins bien-être.

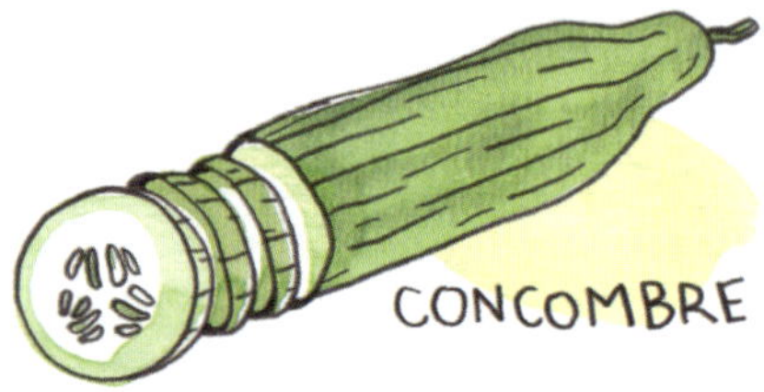

DANS LE FRIGO

Yaourt au soja

SUPERFOODS

Pollen d'abeille
Maca

HERBES FRAÎCHES ET AROMATES

Laurier, thym
Menthe, basilic
Persil plat, ciboulette
*
Ail
Échalotes, oignons
Gingembre frais

POUR LA CURE APRÈS FÊTE, VOUS AVEZ SEULEMENT BESOIN D'UN MIXEUR PLONGEANT OU D'UN BLENDER.

DANS LE PLACARD

Tabasco
Tomates séchées
Piment de Cayenne
Graines de fenouil
Graines de lin
Tahini
Lait de coco
Lait de soja
Purée d'amandes
Huile d'olive
Sel, poivre
Pignons de pin

Vendredi soir

Soupe concombre et menthe

Ingrédients

- 1/2 échalote
- 1 petit morceau d'ail
- 1/2 concombre
- 1 citron à presser pour le jus
- 10 feuilles de menthe
- 1 pincée de sel
- Poivre blanc
- 1 goutte de Tabasco

Préparation

Épluchez l'échalote et la gousse d'ail pour en prélever un petit morceau. Coupez le concombre grossièrement.

Mettez ces légumes dans un récipient (si vous utilisez un mixeur plongeant) ou dans le bol du blender, pressez le citron et versez le jus sur les ingrédients, puis mixez.

Salez et poivrez. Assaisonnez avec le Tabasco et dégustez sans attendre.

Bouillon de légumes digestif

Ingrédients

- 2 gousses d'ail
- 1 oignon à bouillir
- 1 navet
- 3 branches de thym
- 1 pincée de sel
- 1 feuille de laurier
- 750 ml d'eau

Préparation

Épluchez l'oignon et l'ail, puis coupez-les.

Versez 750 ml d'eau dans une casserole, ajoutez tous les ingrédients et laissez bouillir pendant 30 minutes.

Filtrez, puis dégustez.

Astuce

Si vous voulez faire de ce bouillon une boisson détox tout au long de cette cure, en complément de la tisane de la page 52, vous pouvez tripler les quantités.

Samedi

Smoothie agrumes, blette, banane

Ingrédients
- 1/2 pamplemousse
- 1 orange
- 1/2 banane
- 1 feuille de blette
- 1/2 c. à c. de pollen d'abeille
- 1/2 citron vert pour le jus

Préparation

Pelez à vif l'orange et le demi-pamplemousse, puis prélevez les quartiers. Épluchez la banane et coupez-la en rondelles. Hachez grossièrement la feuille de blette.

Mettez tous les ingrédients dans un récipient (si vous utilisez un mixeur plongeant) ou dans le bol du blender, pressez le demi-citron vert dessus, puis mixez. Dégustez sans attendre.

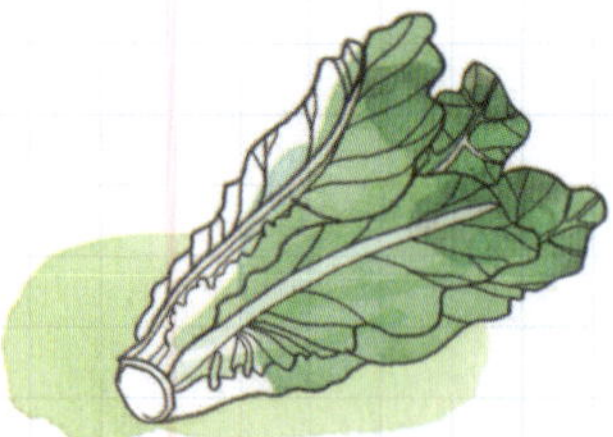

Produits de saison

On peut remplacer la feuille de blette par quelques feuilles d'épinards ou des tiges de cresson.

Smoothie clémentines, ananas, gingembre

Ingrédients
- 2 clémentines
- 1 banane
- 1/4 ananas
- 1 petit morceau de gingembre
- 1/2 c. à c. de pollen d'abeille

Préparation

Pelez les clémentines et la banane.

Enlevez aussi la peau du morceau d'ananas et coupez la chair en gros morceaux. et coupez les fruits.

Épluchez le gingembre avec un économe.

Placez l'ensemble des ingrédients dans un récipient (si vous utilisez un mixeur plongeant) ou mettez-les dans le bol du blender. Mixez et dégustez sans attendre.

Produits de saison

On peut remplacer les clémentines par des oranges (qu'on trouve facile toute l'année).

Pour accélérer la digestion

Rien de tel qu'un automassage aux huiles essentielles pour booster l'effet détoxifiant de la cure. À faire si possible tous les soirs. Vous pouvez même continuer après la cure, en évitant les heures d'après-repas.

Votre huile de massage

Pour la base : 100 ml d'huile de noyaux d'abricot, de jojoba ou de noisette.
Huiles essentielles : genévrier (15 gouttes), citron (25 gouttes), pamplemousse (20 gouttes), géranium rosat (20 gouttes), à mélanger avec l'huile végétale que vous aurez choisie.

Le massage du ventre

Ce massage facilite la digestion. Il va donc suivre le trajet du gros intestin.
Versez un peu d'huile de massage dans le creux d'une main et chauffez le mélange entre vos deux mains.
Prenez une inspiration puis, avec les doigts des deux mains posés bien à plat, faites cinq cercles sur place, en commençant du côté gauche du ventre, sous la base des côtes. Pour que le massage soit efficace, vous ne devez pas hésiter à presser assez fort, jusqu'à 2-3 cm sous la peau, mais en gardant les doigts à plat.
Ensuite, faites cinq cercles sous le nombril, puis cinq cercles à droite, et enfin cinq cercles au-dessus du nombril.
Terminez par un massage ample autour du nombril, dans le sens des aiguilles d'une montre.
Répétez trois fois tout cet enchaînement.

Effets indésirables

Rappelez-vous qu'une cure, même assez légère, ce n'est pas 100 % de bonheur... Si vous avez l'impression de ne pas bien supporter la détox, reportez-vous pages 30-31 pour savoir comment atténuer les effets indésirables.

Si je craque...

Des idées pour tenir bon ou pour ne pas culpabiliser pages 84-85 et pages 98-99

Deux postures pour faciliter la digestion

Stimuler le méridien de l'estomac

Placez-vous debout, les pieds bien à plat. Reculez un pied en tendant la jambe et étirez le bras opposé : du talon jusqu'au bout des doigts, vous formez une belle diagonale. Décollez la jambe arrière pour vous tenir en équilibre sur un pied et respirez trois fois à votre rythme.

Étirer la sphère digestive

Placez-vous à genoux, fesses sur les talons. Levez les bras et passez-les en arrière pour venir placer les mains bien à plat derrière vous, les doigts orientés vers les talons.

Sur l'inspiration, prenez appui sur vos mains et poussez le bassin en avant pour ouvrir les côtes vers le ciel et former un arc. Revenez vous asseoir sur vos talons pour l'expiration. Répétez trois fois cette posture.

La tisane de la cure gourmande

1. c. à c. de graines de fenouil
1. c. à s. de verveine séchée
1 petit morceau de gingembre frais
350 ml d'eau bouillante

Mettez tous les ingrédients dans une théière, versez l'eau bouillante et laissez infuser 5 minutes avant de savourer.

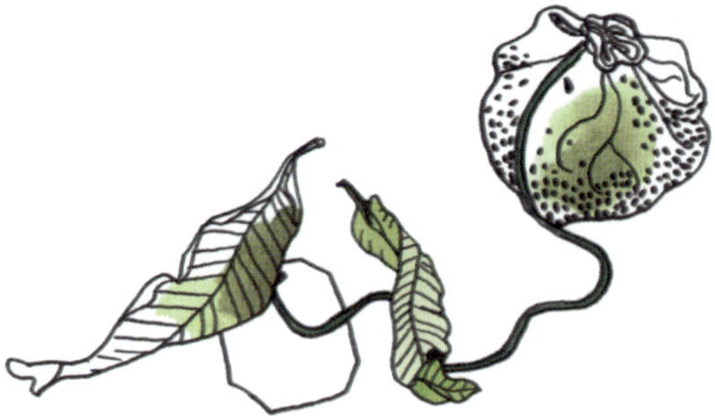

Carotte, céleri, chou-fleur et radis croquants au guacamole

Ingrédients
- 1/2 carotte
- 1 petite branche de céleri
- 1 poignée de petits bouquets de chou-fleur
- Quelques radis

Guacamole
- 1/8 de poivron rouge
- 2 tomates séchées
- 1 échalote
- 1/2 gousse d'ail
- 2 brins de persil plat
- 1/2 avocat
- 1 c. à s. de jus de citron
- 1 c. à s. d'huile d'olive
- 1 pincée de piment de Cayenne
- Sel, poivre du moulin

Préparation

Pelez la carotte et le céleri avant de les détailler en bâtonnets. Recoupez au besoin les têtes de chou-fleur en petits bouquets. Lavez les radis et retirez les fanes.

Pour le guacamole, commencez par hacher finement le poivron rouge, les tomates séchées, l'échalote, l'ail et le persil. Écrasez l'avocat à la fourchette dans un bol. Incorporez le reste des ingrédients et les épices.

Servez sans attendre avec les légumes (n'attendez pas que le guacamole noircisse...).

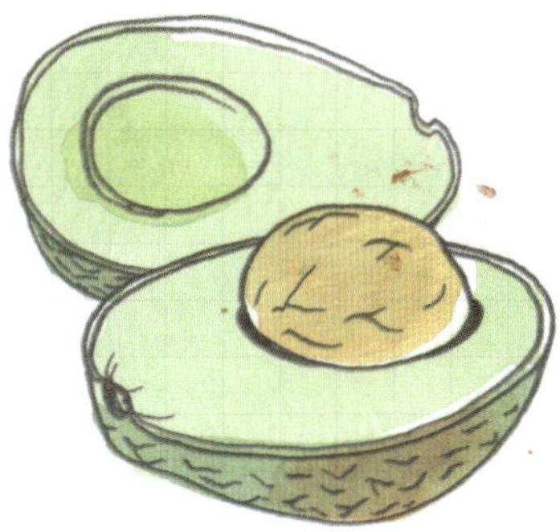

Boire beaucoup

Pour bien détoxifier l'organisme, pensez à boire beaucoup toute la journée (bouillon de légumes maison ou tisane). Cela aura aussi un effet coupe-faim qui vous soulagera en cas de fringales...

Samedi (suite)

Smoothie figues-banane à la poudre de maca et tahini

Ingrédients

- 5 figues fraîches
- 1/2 banane
- 100 ml de lait de soja
- 1 c. à s. de graines de lin (en poudre ou moulues)
- 1 c. à c. de maca en poudre
- 1 c. à c. de tahini (purée de sésame)

Préparation

Épluchez les figues et la demi-banane, puis coupez-les grossièrement.

Placez tous les ingrédients dans un récipient (si vous utilisez un mixeur plongeant) ou dans le bol du blender, puis ajoutez les autres ingrédients.

Mixez et dégustez sans attendre.

Produits de saison

On peut remplacer les figues fraîches par des figues séchées.

Smoothie papaye, ananas, agrumes et lait de coco

Ingrédients

- 1/4 de papaye
- 1/4 d'ananas
- 1 banane
- 1/2 orange
- 1/2 citron vert pour le jus
- 50 ml de lait de coco

Préparation

Épluchez les portions de papaye et d'ananas, puis coupez-les grossièrement. Faites de même avec la banane.

Pelez l'orange à vif et récupérez les quartiers. Pressez le demi-citron vert pour récupérer le jus.

Placez tous les ingrédients dans un récipient (si vous utilisez un mixeur plongeant) ou dans le bol du blender. Mixez et savourez aussitôt.

Un bain stimulant

Pour booster l'effet détox de cette cure, essayez un bain très chaud, avec de l'eau seulement à mi-corps. Une serviette sur les épaules vous permettra d'éviter d'avoir froid en attendant que le corps commence à transpirer. Vous transpirerez encore plus si vous avez bu une tisane avant le bain.
Composez un mélange pour votre bain avec quelques huiles essentielles : cyprès (1 goutte), menthe poivrée (1 goutte) et bois de rose pour parfumer (7 gouttes). Ne versez surtout pas ces huiles essentielles directement dans l'eau, mais déposez-les sur des sels de bain neutres ou mélangez-les dans une coupelle avec un savon liquide d'origine biologique, sans adjuvant ni parfum.

Dimanche

Smoothie fraises, pamplemousse, poire, basilic

Ingrédients
- 5 fraises
- 1/2 banane
- 1 poire
- 1/2 pamplemousse
- 10 feuilles de basilic

Préparation

Équeutez les fraises et coupez-les en deux. Pelez la demi-banane et la poire et coupez la chair en gros morceaux. Pelez le demi-pamplemousse et prélevez les quartiers.

Placez tous les ingrédients dans un récipient (si vous utilisez un mixeur plongeant) ou dans le bol du blender, puis mixez. Savourez sans attendre.

Produits de saison

On peut utiliser un mélange de fruits rouges surgelés à la place des fraises (sans les décongeler) et remplacer les poires par des pêches en été.

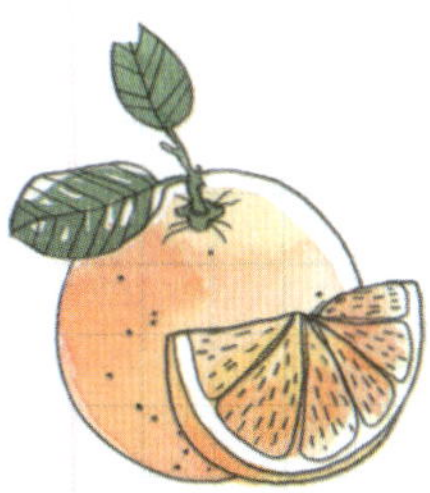

Smoothie pêche, orange, menthe

Ingrédients
- 2 pêches ou 2 nectarines
- 1/2 banane
- 1 orange
- 10 feuilles de menthe
- 1 c. à s. de purée d'amande

Préparation

Épluchez les pêches et la demi-banane, puis coupez-les en gros morceaux. Pelez l'orange à vif et prélevez les quartiers.

Placez tous les ingrédients dans un récipient (si vous utilisez un mixeur plongeant) ou dans le bol du blender, puis mixez. Savourez sans attendre.

Produits de saison

On peut remplacer les pêches par des poires.

Salade betterave, orange, mesclun et pignons de pin

Ingrédients
- 1 betterave crue
- 15 pignons de pin
- 1 orange
- 5 brins de ciboulette
- 1 poignée de mesclun

Sauce
- 1 c. à s. d'huile d'olive
- 1 yaourt au soja
- 1/2 citron pour le jus

Préparation

Épluchez et râpez la betterave. Pelez à vif l'orange, prélevez les quartiers et coupez-les en petits morceaux. Émincez la ciboulette. Déposez le tout sur un lit de mesclun.

Mixez l'huile avec le yaourt et le jus de citron. Versez cet assaisonnement sur la salade juste avant de déguster.

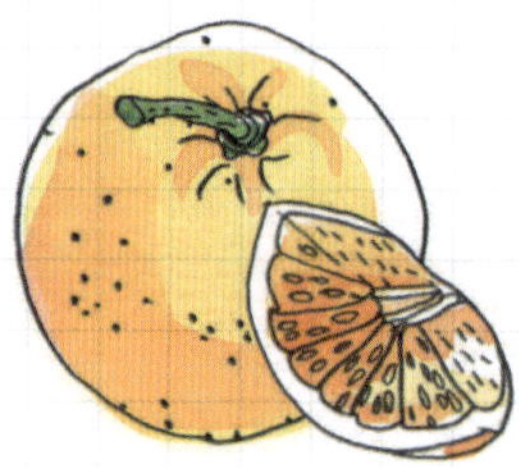

Dimanche (suite)

Smoothie concombre, kiwi, gingembre, citron, menthe

Ingrédients
- 1 mini-concombre
- 2 kiwis
- 1 petit morceau de gingembre
- 1/4 d'échalote
- 1 citron pour le jus
- 10 feuilles de menthe

Préparation

Pelez et coupez les fruits en morceaux. Épluchez le morceau de gingembre avec un économe.

Placez tous les ingrédients dans un récipient (si vous utilisez un mixeur plongeant) ou dans le bol du blender.

Mixez et savourez aussitôt.

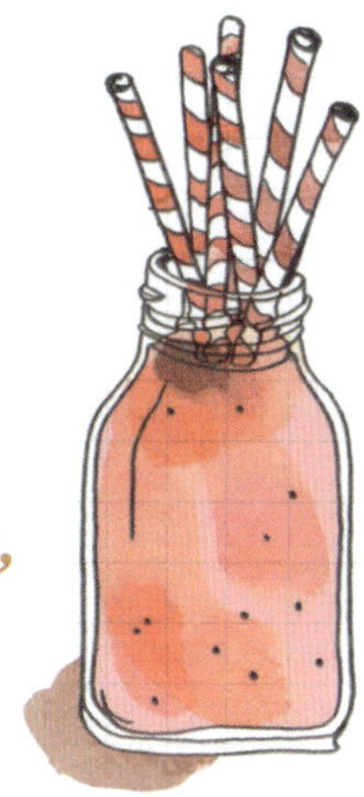

Smoothie melon, banane, citron vert, coco

Ingrédients
- 7 mûres
- 2 poignées de framboise
- 1 yaourt au soja
- 1 c. à c. de poudre de maca

Préparation

Placez l'ensemble des ingrédients dans un récipient (si vous utilisez un mixeur plongeant) ou dans le bol du blender.

Mixez et dégustez sans attendre.

Produits de saison

Hors saison, on pourra utiliser des fruits rouges surgelés.

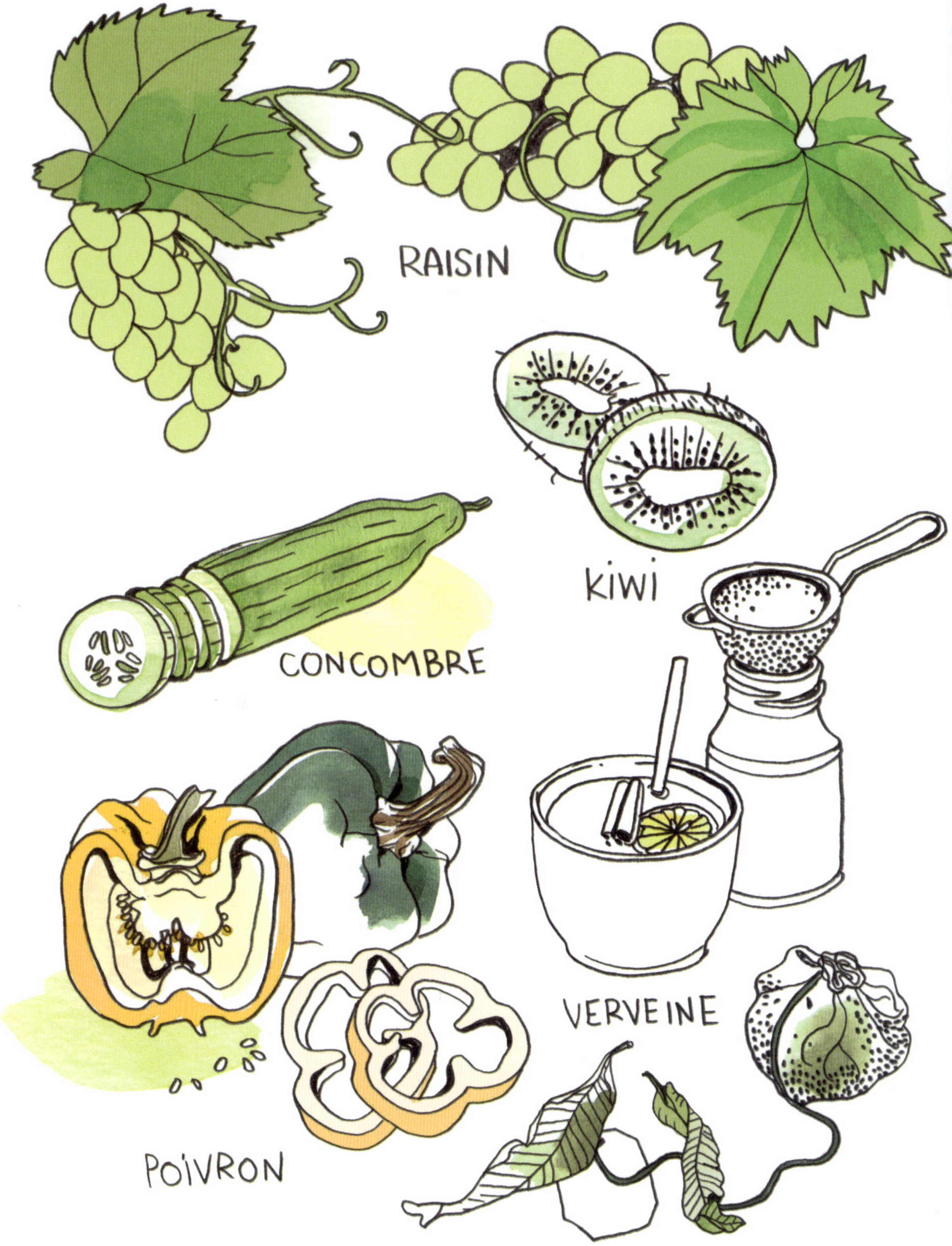
RAISIN
KIWI
CONCOMBRE
VERVEINE
POIVRON

cure beauté

Votre peau et vos cheveux sont ternes et fatigués, vous avez des poches sous les yeux, vous manquez de tonus ? Cette cure va vous aider à récupérer. Plus exigeante que les deux premiers programmes de ce livre, elle constitue une excellente préparation à la cure de cinq jours.

Comment ça marche ?
La cure beauté dure trois jours complets, mais on commence dès la veille à mettre son organisme au repos en évitant de manger trop riche (voir pages 28-29)...

Les jus, c'est pour cette cure
Vous allez faire la connaissance des jus (deux par jour). Ce programme mise sur un repos renforcé de l'organisme, en particulier du système digestif. N'oubliez pas que vos cheveux ternes et votre peau fatiguée sont avant tout le reflet de votre état général. Pour qu'ils retrouvent une belle vitalité, c'est tout votre corps qui doit se mettre au vert...

Les graines germées aussi
Vous aurez besoin de pousses de brocoli dès le premier jour. Donc, si vous ne les achetez pas toutes prêtes, pensez à faire germer des graines six jours avant.

Au menu
Un jus et un smoothie le matin, même chose l'après-midi et le soir, une soupe ou une salade le midi : vous passez une étape dans la pratique de la cure. Les menus vous sembleront peut-être un peu moins gourmands, mais c'est pour votre bien. Si vous avez peur de craquer, n'oubliez pas le résultat que vous visez : une peau plus jolie, des cheveux en pleine forme, un corps plus tonique.

Légumes et fruits de saison
Reportez-vous aux tableaux des pages 18-19 pour adapter les recettes en fonction des saisons ou suivez les suggestions données en fin de recette.

Petit mémo

- Deux jours avant, je relis les conseils pour m'aider à me préparer et à m'organiser.
- La veille, je mange léger, je fais mon marché et je prépare du bouillon pour deux jours (recette page 49).
- Si j'ai peur de craquer, je n'oublie pas de regarder page 84-85.

Votre liste de course

FRUITS ET LÉGUMES

Ananas (1 petit)
Abricots (2)
Bananes (3)
Betterave (1)
Céleri-rave (1)
Carotte (1)
Cresson (1 botte)
Chou rouge (1 petit)
Citrons jaunes (3)
Citrons verts (2)
Clémentines (2)
Fleurs comestibles
Fraises (1 barquette)
Framboises (1 barquette)
Kakis (2 bien mûrs)
Kiwis (2)
Mesclun
Mangue (1)
Mûres (1 barquette)
Oranges (3)
Pastèque (1 petite)
Pamplemousses (2)
Pêches (2)
Poire (1)
Pommes (5)
Pousses de brocoli
Tomates (3 bien mûres)

Pour des fruits et des légumes bourrés de vitamines et de nutriments, n'hésitez pas à prévoir un autre marché à la fin du deuxième jour.

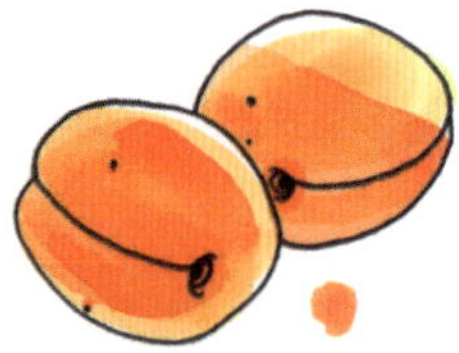

DANS LE FRIGO

Jus de grenade
Yaourt au soja

HERBES FRAÎCHES ET AROMATES

Menthe, basilic
Persil plat, ciboulette
*
Ail, échalote
Gingembre frais

INVESTISSEZ

Pour la cure beauté, vous ne pourrez pas vous contenter d'un mixeur plongeant. Il vous faut impérativement investir dans une centrifugeuse. Les plus motivées qui visent une cure par mois auront intérêt à acheter un extracteur, qui préserve tous les nutriments des aliments.

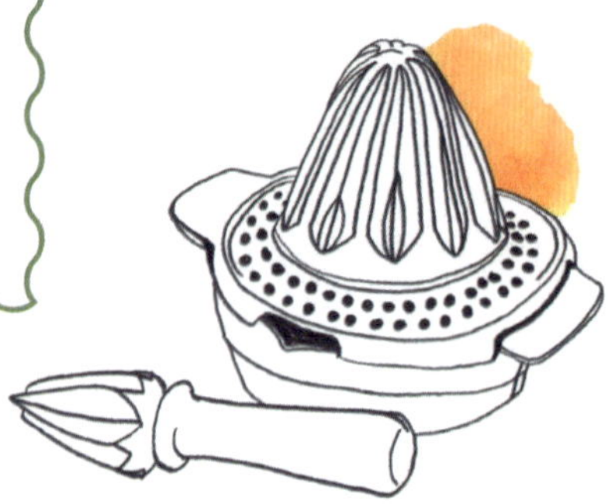

SUPERFOODS

Aloe vera (gel)
Açaï
Baies de goji
Camucamu
Cranberries séchées
Lucuma
Maca
Physalis séchées
Spiruline

Six jours avant de commencer la cure, mettez des graines de brocoli à tremper (4 heures), puis à germer.

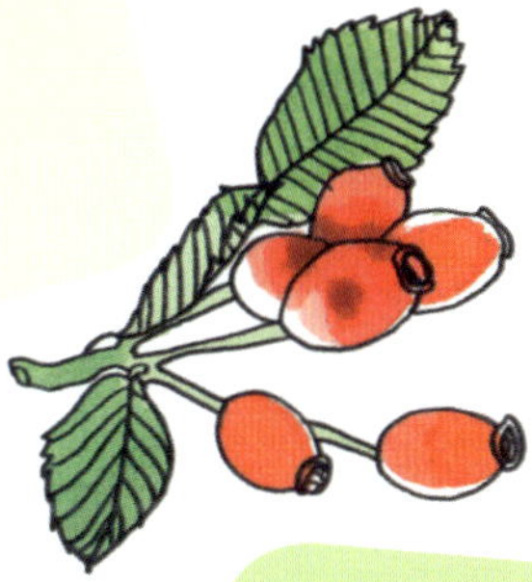

Pensez aussi à acheter les huiles essentielles dont vous aurez besoin pour vos soins bien-être.

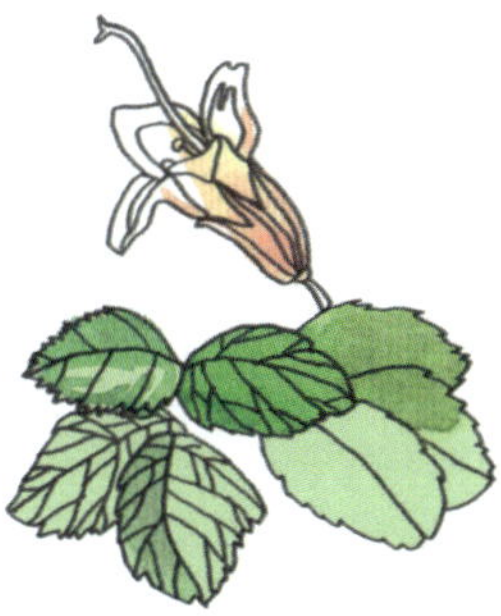

DANS LE PLACARD

Amandes et noix
Abricots secs
Raisins secs
Noix de coco séchée
Piment rouge en poudre
Cannelle
Matcha
Miel de romarin
Sarrasin
Graines de lin
Flocons d'avoine
Lait de soja
Moutarde à l'ancienne
Vinaigre balsamique
Huile d'olive
Sel, poivre

Votre programme bien-être

- Un programme relaxant le premier soir, avec un bain pour détoxifier l'organisme.
- Un soin du cuir chevelu pour le deuxième soir.
- Un massage drainant du décolleté pour finir la cure.
- Et si vous en avez envie, n'hésitez pas à ajouter un drainage du visage (voir p. 44).

1er jour

Smoothie fruits rouges, baies de goji, pêche

Ingrédients
- 10 baies de goji séchées
- 10 fraises
- 4 mûres
- 1/2 banane
- 1 pêche

Préparation

Équeutez les fraises et les mûres.

Épluchez la banane et la pêche, puis coupez-les grossièrement.

Mettez tous les ingrédients dans un récipient (si vous utilisez un mixeur plongeant) ou dans le bol du blender, pressez le demi-citron vert dessus, puis mixez. Dégustez sans attendre.

Produits de saison

On peut remplacer les fraises et les mûres fraîches par des fruits rouges surgelés (pas besoin de les décongeler avant emploi) et la pêche par une poire.

Jus d'ananas, gingembre, pomme, cresson et pousses de brocoli

Ingrédients
- 1/4 ananas
- 1 petit morceau de gingembre frais
- 1 pomme
- 1 tige de cresson
- 1 tasse de pousses de brocoli germées
- 1/2 banane
- 1 pincée de spiruline

Préparation

Pelez l'ananas et le morceau de gingembre. Coupez la pomme et l'ananas en morceaux.

Passez successivement à la centrifugeuse l'ananas, le gingembre, la pomme, le cresson et les pousses germées.

Versez le jus dans un récipient (si vous utilisez un mixeur plongeant) ou dans le bol du blender, ajoutez la banane épluchée et la spiruline. Mixez et dégustez sans attendre.

Soupe de tomates, basilic, ail et vinaigre balsamique

Ingrédients
- 3 tomates bien mûres
- 1/2 gousse d'ail
- 1/2 échalote émincée
- 1 c. à c. de vinaigre balsamique
- 10 feuilles de basilic
- 1 c. à s. d'huile d'olive
- Sel, poivre du moulin

Préparation

Pelez et coupez les tomates en dés.

Placez dans un récipient (si vous utilisez un mixeur plongeant) ou dans le bol du blender les dés de tomate, l'ail, l'échalote émincée et le vinaigre balsamique. Ajoutez huit feuilles de basilic et mixez.

Salez et poivrez à votre convenance. Arrosez cette soupe d'un filet d'huile d'olive et décorez-la avec le reste du basilic ciselé.

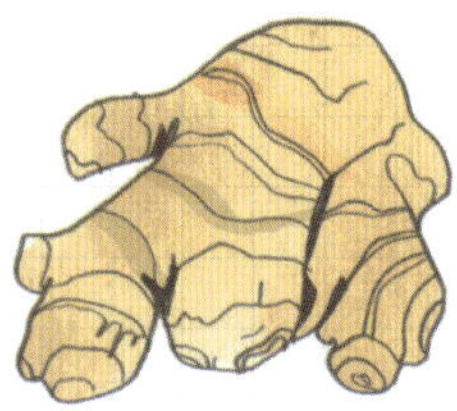

Effets indésirables

Une cure, ce n'est pas 100 % de bonheur... Si vous avez l'impression de ne pas bien supporter la détox, reportez-vous pages 30-31 pour savoir comment atténuer les effets indésirables.

Boire beaucoup

Pour bien détoxifier l'organisme, pensez à boire beaucoup toute la journée (bouillon de légumes maison ou tisane). Cela aura aussi un effet coupe-faim qui vous soulagera en cas de fringales...

1er jour (suite)

Jus de citron, céleri, pomme, poire et basilic

Ingrédients
- 1 citron
- 1 branche de céleri
- 1/2 pomme
- 1 poire
- 2 branches de basilic

Préparation

Pelez le citron. Coupez le céleri, la pomme et la poire en gros morceaux.

Passez tous les ingrédients à la centrifugeuse ou dans un extracteur.

Savourez sans attendre.

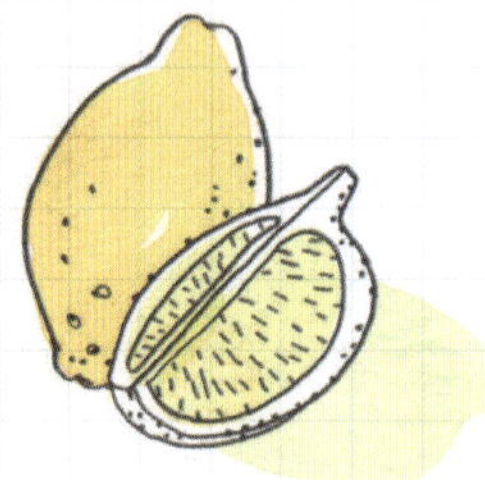

Smoothie agrumes, kakis, basilic et aloe vera

Ingrédients
- 2 clémentines
- 1/2 citron
- 2 kakis bien mûrs
- 2 c. à s. de jus d'aloe vera
- Quelques feuilles de basilic

Préparation

Éplucher les clémentines. Pressez le citron pour recueillir le jus.

Placez tous les ingrédients dans un récipient (si vous utilisez un mixeur plongeant) ou dans le bol du blender. Mixez et savourez aussitôt.

Produits de saison

On peut remplacer les kakis par un gros quartier d'ananas.

Bio et bon...

Avant d'acheter du jus d'aloe vera, relisez les conseils donnés p. 23.

Un programme calme pour le premier soir

Cette cure de trois jours est le moment idéal pour débrancher du quotidien. Aussi, n'hésitez pas à vous offrir des moments de repos complet.
Pour le premier soir, prévoyez une soirée au calme. Voici quelques conseils pour un moment de récupération réussi.

- Commencez par préparer votre chambre en y diffusant pendant 15 minutes des huiles essentielles calmantes : 1 goutte de camomille romaine *(Anthemis nobilis)*, 10 gouttes de lavande fine *(Lavandula angustifolia)*, 2 gouttes de marjolaine *(Origanum majorana)*, 10 gouttes d'orange douce *(Citrus sinensis)* et 1 goutte de néroli *(Citrus bigaradia)*, en association.
- Préparez la tisane de la cure beauté, que vous sucrez avec un peu de miel et que vous laissez refroidir pendant que vous prenez un bain.
- Faites-vous couler un bain. Au choix, vous pouvez opter pour un bain relaxant, avec le mélange de la page 45, ou pour un bain détox, avec le mélange de la page 89.
- Pour finir, installez-vous confortablement au calme dans votre chambre, buvez votre tisane tiède et reposez-vous.

La tisane de la cure beauté

2 fleurs d'hibiscus
1 c. à s. de baies de cynorrhodon séchées
1 c. à s. de feuilles de vigne rouge
350 ml d'eau bouillante

Mettez tous les ingrédients dans une petite théière, versez l'eau bouillante et laissez infuser 5 minutes avant de déguster. Si vous souhaitez boire la tisane froide, filtrez-la avant de la laisser refroidir.

LES BIENFAITS DU SAUNA

Le sauna aide à transpirer et à éliminer ; débarrassée de ses impuretés, la peau devient lisse et plus résistante au fil du temps. Dans un premier temps, votre transpiration sera très grasse, éliminant beaucoup de déchets ; peu à peu et si vous buvez beaucoup, elle deviendra très fluide. Pensez à vous hydrater abondamment après un sauna. Ensuite, alternez une douche froide et une douche chaude, car cela favorise la circulation du sang.

2e jour

Smoothie pastèque, fruits rouges, grenade, menthe, açaï

Ingrédients

- 1/8 de pastèque
- 5 fraises
- 1 poignée de framboises
- 50 ml de jus de grenade (bio)
- 1 c. à c. de poudre d'açai séchée
- 10 feuilles de menthe

Préparation

Pelez la tranche de pastèque et coupez-la en gros cubes. Équeutez les fraises et les framboises.

Placez tous les ingrédients dans un récipient (si vous utilisez un mixeur plongeant) ou dans le bol du blender. Mixez et savourez sans attendre.

Produits de saison

On peut remplacer la pastèque par deux poires et utiliser des fruits rouges surgelés au lieu des fraises et des framboises.

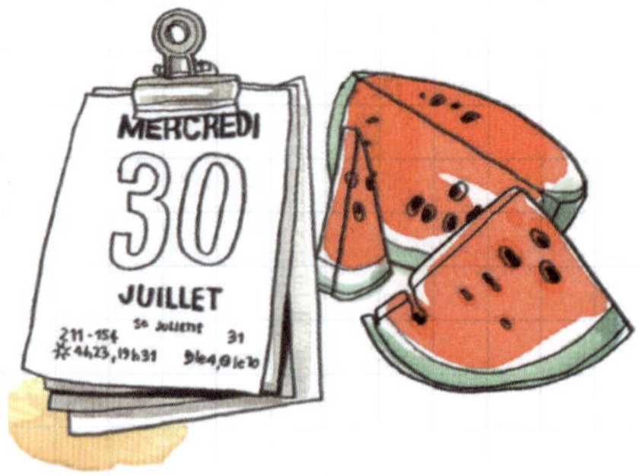

Jus de chou rouge, betterave, pomme, citron, gingembre

Ingrédients

- 2 feuilles de chou rouge
- 1/2 betterave
- 1 pomme
- 1 citron
- 1 morceau de gingembre

Préparation

Pelez le citron. Coupez les fruits puis passez tous les ingrédients dans votre centrifugeuse ou extracteur. Savourez sans attendre.

Salade de mesclun, herbes fraîches et noix

Ingrédients
- 2 poignées de mesclun
- 10 feuilles de menthe
- 10 feuilles de basilic
- 1 branche de persil plat
- 7 brins de ciboulette
- Fleurs de saison comestibles
- 6 noix

Sauce
- Jus d'1/2 orange
- 2 c. à c. d'huile d'olive
- 1 c. à c. de moutarde à l'ancienne
- Sel, poivre noir

Préparation

Répartissez le mesclun dans une assiette.

Ciselez les herbes et répartissez-les sur la salade.

Garnissez cette dernière avec les fleurs comestibles et les noix décortiquées et hachées grossièrement.

Mélangez dans un bol tous les ingrédients de la sauce en les fouettant vivement.

Versez la sauce sur la salade juste avant de la déguster.

Des fleurs dans votre assiette

Elles sont jolies, elles apportent de la couleur sur une assiette mais, surtout, elles sont un atout gustatif dans une salade. Donc, n'hésitez pas. Voici quelques indications pour savoir lesquelles choisir. Mais veillez à ne prendre que des fleurs de plantes non traitées chimiquement et cueillies dans un jardin ou dans la nature, à l'abri des polluants...

De mai à octobre
Capucine (saveur poivrée), bourrache (goût iodé qui rappelle l'huître), souci (goût légèrement poivré qui rappelle le radis).

De novembre à avril
Sauge ananas (fleur sucrée d'un beau rouge, avec un petit goût d'ananas), bégonia (goût légèrement citronné), primevère (saveur douce de miel), pensée (saveur boisée), lavande (à utiliser avec parcimonie, car sa saveur est puissante).

Un soin du cuir chevelu

Quel que soit votre type de cheveux, qu'ils soient dévitalisés, abîmés, très raides ou trop gras, le même soin s'applique à tous. Il se prépare avec ces quatre huiles essentielles : le romarin *(Rosmarinus officinalis)* et la sauge officinale *(Salvia officinalis)*, pour leurs effets tonifiants et antiseptiques ; le ylang-ylang *(Cananga odorata)*, pour ses vertus revitalisantes ; le thym à thymol (*Thymus vulgaris* à thymol), qui revitalise et stimule la circulation du sang.

Préparez le sérum

Je vous conseille le mélange suivant : 3 gouttes de romarin, 1 goutte de sauge, 2 gouttes de ylang-ylang et 1 goutte de thym.

Massage du cuir chevelu

• Après votre shampooing, appliquez directement et d'une manière régulière le sérum, sans le diluer, sur le cuir chevelu.

• Massez le cuir chevelu, sans le frotter, avec la pointe des doigts. L'important est de faire bouger le cuir chevelu avec ses doigts, et non pas de bouger ses doigts sur le cuir chevelu.

• En commençant par le haut du front, effectuez cinq mouvements circulaires, puis montez un peu, et effectuez de nouveau cinq rotations, puis montez encore jusqu'au sommet de la tête et reprenez le même mouvement. Répétez ces passages trois fois de suite.

• Puis, selon le même principe, massez sur les côtés, en commençant par la zone située au-dessus des oreilles, et en montant peu à peu jusqu'au sommet de la tête. À chaque fois, effectuez cinq rotations.

Pour laisser les huiles essentielles agir plus longtemps et bénéficier au mieux de leurs propriétés antiseptiques et revitalisantes, vous pouvez appliquer ces mélanges pendant votre bain, effectuer le massage du cuir chevelu, puis envelopper vos cheveux dans une serviette.

2e jour (suite)

Jus de pamplemousse, pomme, gingembre, piment, aloe vera

- 1 pamplemousse rose
- 1 pomme
- 1 petit morceau de gingembre
- 1 pincée de piment rouge
- 1 c. à s. de jus d'aloe vera

Préparation

Pelez le pamplemousse.

Passez tous les ingrédients dans la centrifugeuse ou dans un extracteur.

Dégustez ce jus sans attendre.

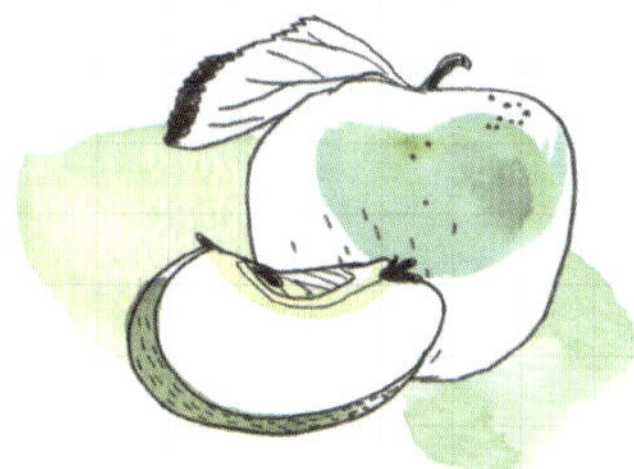

Smoothie abricot, banane, orange, cranberries, açaï

Ingrédients

- 1 orange
- 1/2 banane
- 2 abricots
- 10 feuilles de menthe
- 1 poignée de cranberries séchées
- 1 c. à c. de poudre d'açai séchée
- 1/2 c. à c. de camucamu

Préparation

Pelez l'orange à vif et prélevez les quartiers. Pelez la banane et détaillez-la e, rondelles. Ouvrez les abricots pour retirer les noyaux.

Mettez tous les ingrédients dans un récipient (si vous utilisez un mixeur plongeant) ou dans le bol du blender. Mixez et dégustez aussitôt.

Produits de saison

En hiver, on rajoutera un tiers de banane pour remplacer les abricots.

3e jour

Smoothie kiwis, pomme, banane, matcha

Ingrédients
- 2 kiwis
- 1/2 pomme
- 1/2 banane
- 1 yaourt de soja
- 1 c. à c. de matcha
- 1 c. à c. de miel

Préparation

Pelez et coupez tous les fruits en morceaux grossiers.

Mettez tous les ingrédients dans un récipient (si vous utilisez un mixeur plongeant) ou dans le bol du blender. Mixez et savourez aussitôt.

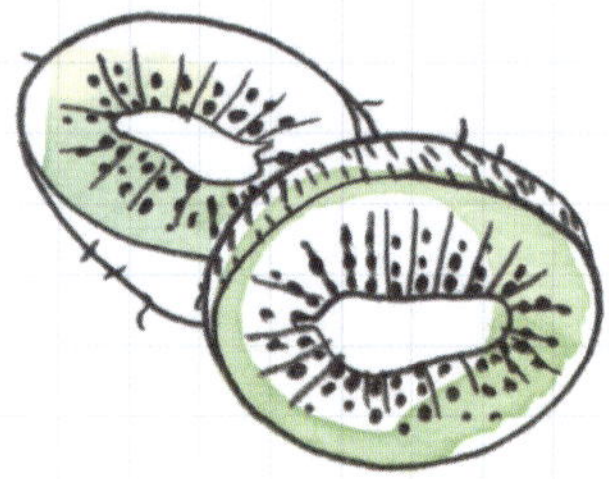

Jus de carotte, orange, mangue, citron vert, gingembre et lucuma

Ingrédients
- 1 carotte
- 1 orange
- 1/2 mangue
- 1/2 citron vert
- 1 petit morceau de gingembre
- 1 c. à c. de poudre de lucuma

Préparation

Pelez le citron vert.

Coupez tous les fruits en morceaux.

Passez tous les ingrédients à la centrifugeuse ou dans un extracteur. Savourez sans attendre le jus obtenu.

Un jus très nourrissant

La lucuma a une valeur nutritive élevée et la poudre qu'on en tire donnera du corps à vos jus frais.

Muesli

Ingrédients

- 2 c. à s. de sarrasin
- 2 c. à s. de raisins secs
- 1 abricot sec coupé en dés
- 1 dizaine d'amandes écrasées
- 2 c. à s. de graines de lin moulu
- 1 c. à c. de poudre de maca
- 3 tranches de coco séchées
- 2 c. à s. de flocons d'avoine
- 1 c. à s. de miel
- 4 physalis séchées
- 1 pincée de cannelle
- Un peu de lait de soja

Préparation

Mettre tous les ingrédients dans un bol, puis mélangez avec le lait de soja avant de déguster.

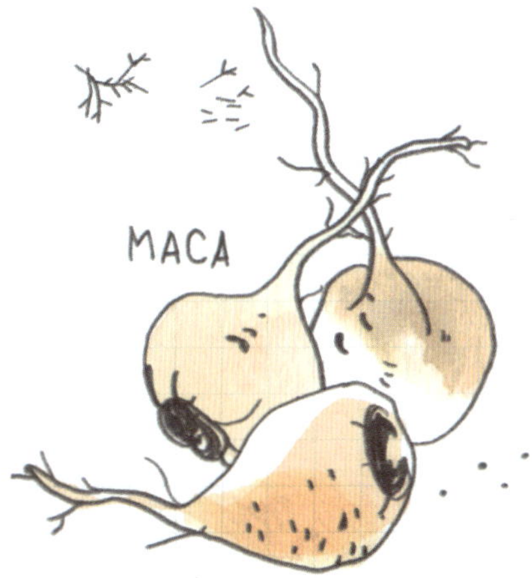

Si je craque...

Des idées pour tenir bon ou pour ne pas culpabiliser pages 84-85.

Les superfoods

Pour connaître les bénéfices des superfoods que vous découvrez dans cette cure, reportez-vous pages 22-23.

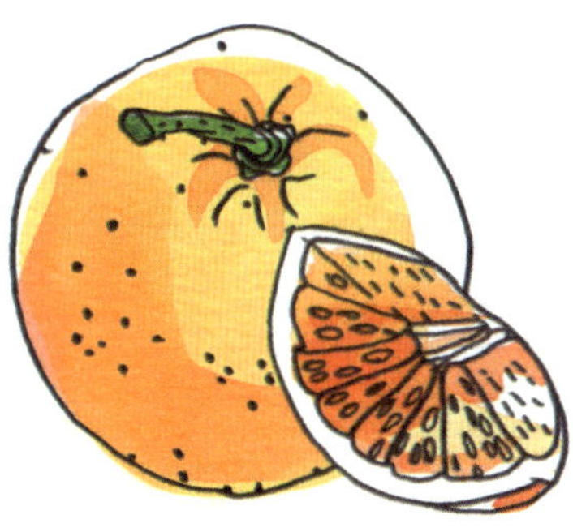

3e jour (suite)

Smoothie pêche, banane, pomme, basilic

Ingrédients
- 1 pêche
- 1/2 banane
- 1/2 pomme
- 10 feuilles de basilic
- 1 c. à c. de poudre de lucuma

Préparation

Pelez les fruits et coupez-les en gros morceaux.

Placez l'ensemble des ingrédients dans un récipient (si vous utilisez un mixeur plongeant) ou dans le bol du blender. Mixez et savourez aussitôt.

Produits de saison

On peut remplacer la pêche par deux kiwis.

Jus de citron vert, pamplemousse, menthe et miel de romarin

Ingrédients
- 1 citron vert
- 1 pamplemousse blanc
- 2 branches de menthe
- 20 ml d'eau tiède
- 1 c. à c. de miel de romarin

Préparation

Pelez le citron vert et le pamplemousse blanc. Passez-les avec la menthe à la centrifugeuse ou dans un extracteur.

Délayez le miel dans l'eau tiède, puis incorporez ce mélange au jus frais. Savourez aussitôt.

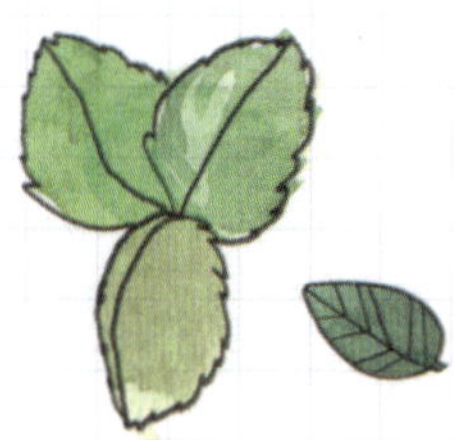

Visage et décolleté pour finir en beauté

Pour votre dernière soirée, offrez-vous pour commencer un soin drainant du visage en suivant les indications données page 44, puis enchaînez sur un massage du décolleté aux vertus apaisantes.

Pour se détendre en profondeur

Le massage du décolleté va permettre de libérer les tensions localisées dans le haut de la poitrine et d'aider à une respiration plus facile et plus profonde, ce qui procurera un sentiment de calme. Je vous le recommande au long cours, pour améliorer votre hygiène de vie par un sommeil vraiment réparateur.

Le mélange d'huiles essentielles

Utilisez un mélange d'huiles essentielles composé de 1 goutte de camomille romaine *(Anthemis nobilis)*, 5 gouttes de lavande fine *(Lavandula angustifolia)*, 2 gouttes de marjolaine *(Origanum majorana)* et 1 goutte de néroli *(Citrus bigaradia)*. Diluez ces 9 gouttes dans 50 ml d'huile végétale de noyaux d'abricot, de pépins de raisin, de rosier muscat ou de jojoba.

Le massage du décolleté

• Frictionnez le mélange obtenu dans vos mains ; chauffez-le bien.

• Posez le bout de vos doigts sous la clavicule, puis descendez le long de la cage thoracique, en suivant avec les doigts les creux entre les côtes, vers le milieu de la poitrine.

• Répétez le geste de l'autre côté de la poitrine.

Sortir de la cure

Après une cure, le retour à une alimentation normale doit se faire progressivement. Commencez à programmer vos menus des prochains jours en vous inspirant des suggestions pages 102-107.

Mon menu de sortie de cure

....

....

....

....

....

....

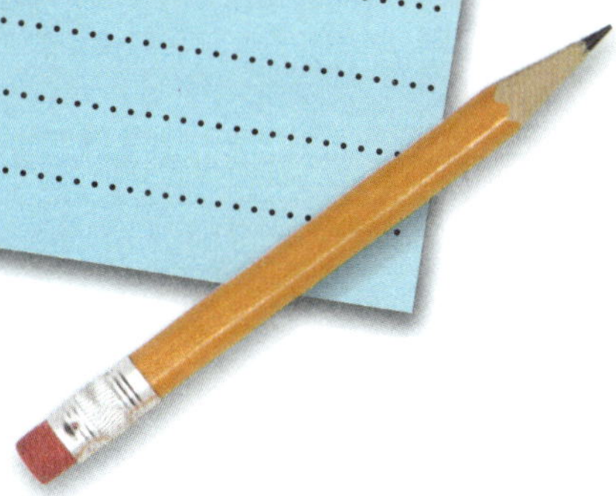

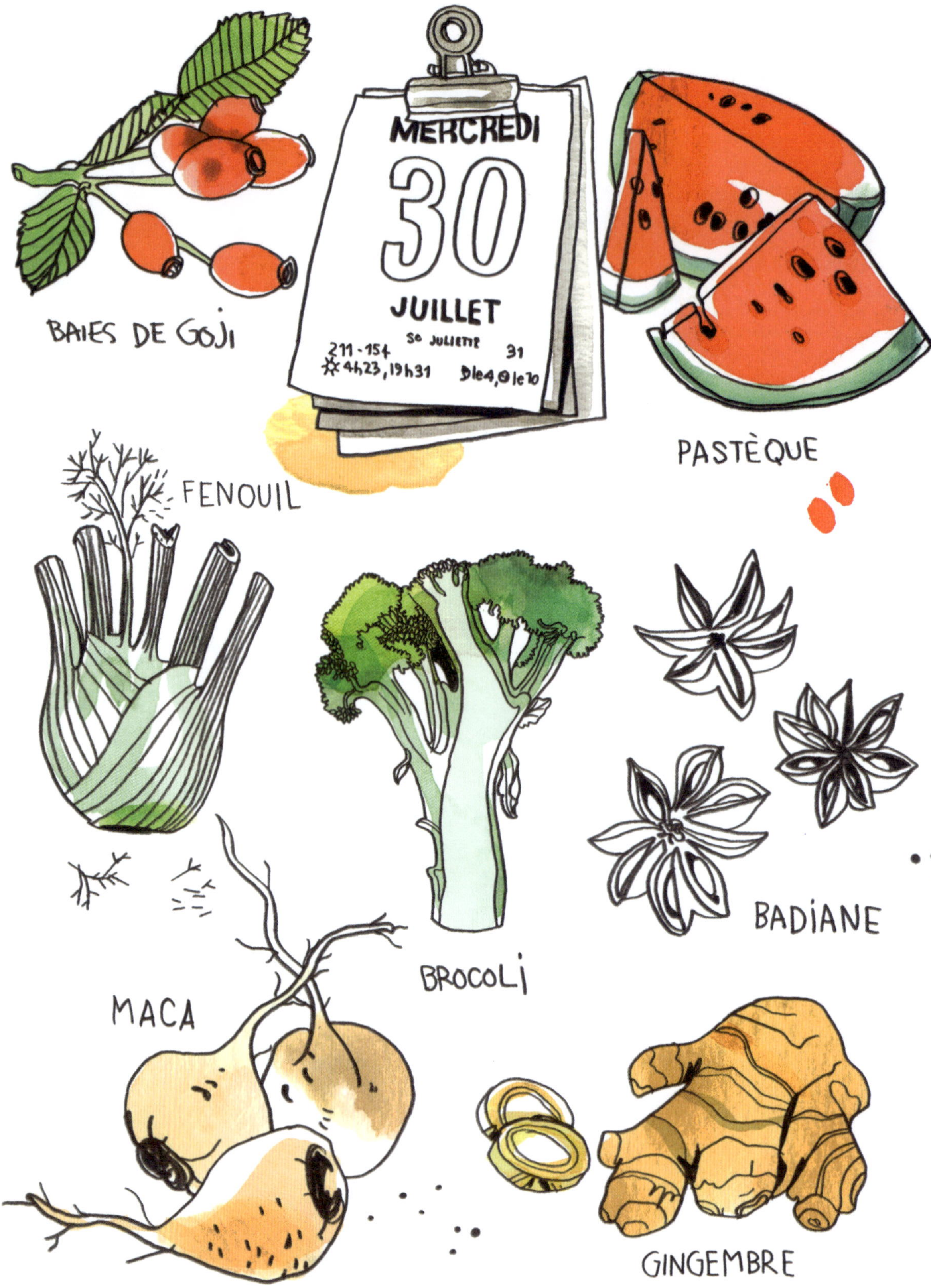
MERCREDI
30
JUILLET
Se JULIETTE
211 - 154
31
4h23, 19h31
le 4, le 20
BAIES DE GOJI
PASTÈQUE
FENOUIL
BROCOLi
BADIANE
MACA
GINGEMBRE

cure de cinq jours

C'est le programme le plus complet de ce livre, et peut-être qu'il vous fait un peu peur. Mais si vous avez suivi une approche progressive et que vous vous aidez de tous les soutiens que je vous propose (fiez-vous aux post-it pour vous guider), tout devrait se passer pour le mieux. Attention, je n'ai pas dit que c'était le nirvana, mais ce n'est pas non plus l'enfer !

Comment ça marche ?
Cette cure dure cinq jours complets, mais on commence trois jours plus tôt à préparer son organisme... et son mental !

Dites adieu aux smoothies ou presque
Une salade le premier jour, un smoothie le deuxième, et ensuite c'est jus, jus et encore jus pendant trois jours, jusqu'au dernier soir où vous pourrez royalement savourer une soupe légère ! C'est le prix à payer pour vous sentir regonflée à bloc. Je vous rappelle simplement l'intérêt des jus : on enlève toutes les fibres, ce qui permet au corps de concentrer toute son énergie sur l'élimination des toxines au lieu de se fatiguer à digérer.

Légumes et fruits de saison
Reportez-vous aux tableaux des pages 18-19 pour adapter les recettes en fonction des saisons ou suivez les suggestions données en fin de recette.

Compte à rebours

- Six ou sept jours avant, je regarde les menus de la cure pour préparer mes graines germées si je ne peux pas les acheter toutes prêtes.
- Trois jours avant, j'allège mes menus : légumes, crudités, pas de vin, pas de viande rouge, pas de laitages.
- Trois jours avant, je relis aussi les conseils pour me préparer mentalement (page 28).
- Si j'ai peur de craquer, je n'oublie pas de regarder pages 84-85.
- Deux jours avant, je peux commencer à faire quelques courses, entre autres les superfoods. Je contrôle mes placards pour m'assurer que rien ne manque.
- La veille, je fais un premier marché de fruits et légumes.

Votre liste de course

Pour les fruits et légumes, faites un premier marché pour deux jours, puis prévoyez au moins un autre marché pour les trois derniers jours. En consommant des produits super-frais, vous augmentez les bénéfices de la cure. Cela vous semble fastidieux ? Allons, je croyais que vous aviez pris cinq jours pour vous occuper de vous ! Faire son marché est une bonne entrée en matière.

FRUITS ET LÉGUMES (POUR 2 JOURS)

Ananas (1 petit)
Avocat (1)
Banane (1)
Betterave (1)
Carottes (5)
Céleri (1 branche)
Citrons jaunes (2)
Citron vert (1)
Champignons de Paris (4 gros)
Épinards (1 poignée de jeunes feuilles)
Fenouil (1 bulbe)
Kiwis (2)
Mangue (1)
Navet (1)
Oranges (4)
Pamplemousse rose (1)
Poires (2)
Poivron rouge (1)
Pommes (3)
Pousses d'alfalfa (1 barquette)
Tomates (2)
Tomates cerise (1 barquette)
Fraises (1 barquette)

Une centrifugeuse ou un extracteur de jus sont indispensables pour cette cure.

HERBES ET AROMATES

Gingembre frais, persil plat, ciboulette, shiso (basilic japonais), menthe, coriandre, ail, échalote

DANS LE FRIGO

Tofu ferme
Jus de grenade

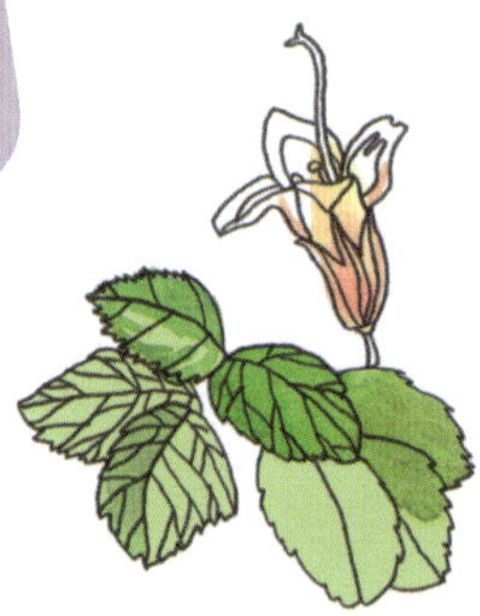

Pensez aussi à acheter les huiles essentielles dont vous aurez besoin pour vos soins bien-être.

Six jours avant de commencer la cure, mettez à tremper (4 heures) des graines (brocoli, alfalfa, épinard) avant de les faire germer.

SUPERFOODS

Camucamu
Chlorelle
Jus d'aloe vera
Lucuma
Maca
Spiruline

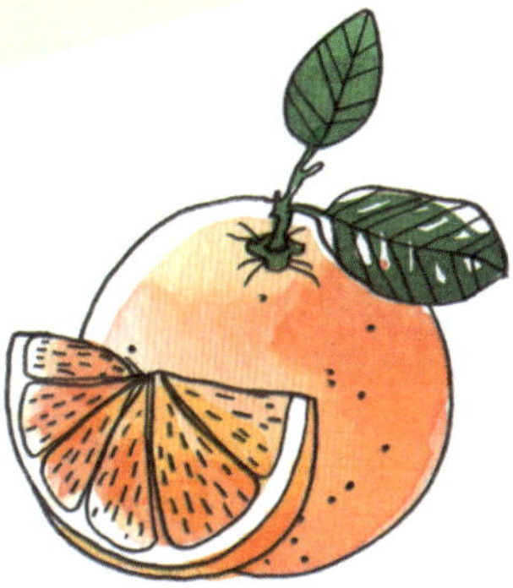

FRUITS ET LÉGUMES (POUR 3 JOURS)

Avocat (1)
Banane (1)
Carottes (4)
Céleri (3 branches)
Chou blanc (1 petit)
Chou rouge (1 petit)
Citrons jaunes (4)
Citrons verts (2)
Concombre (1 gros)
Fenouil (1 bulbe)
Fraises (1 barquette)
Graines germées d'alfalfa
Graines germées de brocolis
Laitue (1 petite)
Myrtilles (1 barquette)
Oranges (2)
Pamplemousses roses (2)
Pastèque (1 petite)
Poire (2)
Poivron rouge (1)
Pommes (4)
Pousse d'épinards
Raisin noir (1 belle grappe)
Raisin blanc (1 petite grappe)
Tomates cerises (1 barquette)

Pensez à acheter des crackers crus pour parer à une fringale (adresses page 84).

DANS LE PLACARD

Sauce soja
Huile d'arachide
Huile de sésame grillé
Cannelle moulue
Cumin
Curcuma
Miel de thym
Graines de fenouil
Purée d'amande blanche

Votre programme bien-être

- Un massage détox du ventre.
- Un bain détox suivi d'un massage des jambes.
- Un massage en deux temps des fessiers et de la taille, puis des fesses et des cuisses.
- Rien ne vous empêche de rajouter un massage du visage ou du décolleté si vous vous sentez tendue.

1er jour

Jus de poires, carotte, citron et alfalfa

Ingrédients
- 2 poires
- 1 carotte
- 1 citron
- 1 tasse à café de pousses d'alfalfa
- 1 pincée de spiruline

Préparation

Pelez le citron.

Passez tous les ingrédients, sauf la spiruline, à la centrifugeuse ou dans un extracteur.

Versez le jus dans un shaker (à défaut, dans un bocal muni d'un couvercle hermétique), ajoutez la spiruline et agitez vivement. Dégustez sans attendre.

Jus de poivron, carotte, tomates, gingembre

Ingrédients
- 1/3 de poivron rouge
- 1 carotte
- 2 tomates
- 1 petit morceau de gingembre
- 1/2 citron
- 1 pincée de piment rouge

Préparation

Pelez le citron.

Passez tous les ingrédients à la centrifugeuse ou dans un extracteur.

Assaisonnez avec le piment rouge juste avant de déguster.

Salade d'épinards, champignons, tomates et aromates

Ingrédients
- 2 poignées de jeunes feuilles d'épinards
- 4 gros champignons
- 4 tomates cerises
- 10 brins de ciboulette
- 5 feuilles de shiso (basilic japonais)

Sauce
- 100 g de tofu ferme
- 1/2 avocat
- 1 petit morceau de gingembre
- 2 c. à c. de sauce de soja
- 1 c. à c. d'huile d'arachide
- 1 c. à c. d'huile de sésame grillé

Préparation

Disposez les feuilles d'épinards sur une assiette.

Découpez les champignons et les tomates cerises en huit. Hachez finement la ciboulette et le shiso. Mélangez ces ingrédients dans un petit bol avant de les répartir sur les feuilles d'épinards.

Pour confectionner la sauce, passez tous les ingrédients au blender.

Versez la sauce sur les légumes juste avant de déguster.

Usez et abusez des jus

Si vous avez faim, n'hésitez pas à prendre jusqu'à huit jus par jour, au besoin en y ajoutant un superfood comme la spiruline.

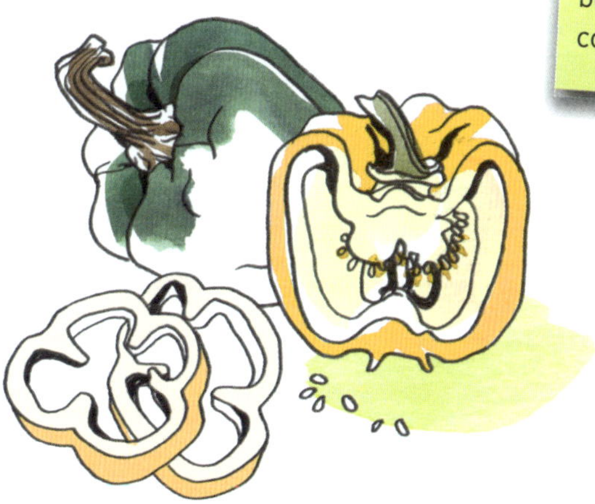

L'alfalfa, c'est quoi ?

Cette plante est plus connue sous le nom de luzerne. Elle est très riche en protéines et ses vertus reminéralisantes en font un élément de base des cures détox.

1er jour (suite)

Jus d'orange, pomme, carotte et cannelle

Ingrédients
- 1 orange
- 1/2 pomme
- 1 carotte
- 1 pincée de cannelle

Préparation

Pelez l'orange. Passez tous les ingrédients dans votre centrifugeuse ou extracteur. Ajoutez la cannelle juste avant de déguster.

Si vous travaillez

Vous pouvez préparer vos jus la veille ou le matin (ils seront encore plus frais). Prévoyez-en plusieurs pour la journée.

Jus de pomme, ananas, mangue, orange, gingembre

Ingrédients
- 1/2 pomme
- 1/4 d'ananas
- 1 orange
- 1/2 banane
- 1/2 mangue
- 1 petit morceau de gingembre
- 1 pincée de spiruline

Préparation

Pelez l'orange. Passez tous les ingrédients sauf la banane, la mangue et la spiruline dans votre centrifugeuse ou extracteur.

Placez ensuite le jus obtenu dans le bol de votre blender, puis ajoutez la banane, la mangue et la spiruline. Mixez.

Savourez sans attendre.

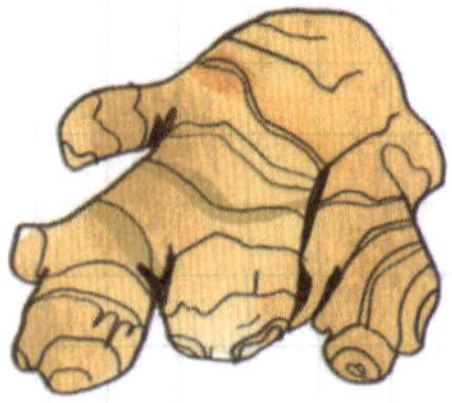

Un massage détox du ventre

Ce massage draine l'eau stockée dans votre ventre (celle qui est la cause des gargouillements) et favorise l'élimination des déchets. Pour un ventre dégonflé et une silhouette affinée.

Votre huile de massage

Pour la base : 100 ml d'huile de noyaux d'abricot, de jojoba ou de noisettes.

Huiles essentielles : genévrier (15 gouttes), citron (25 gouttes), pamplemousse (20 gouttes), géranium rosat (20 gouttes), à mélanger avec l'huile végétale que vous aurez choisie.

Comment procéder

- Commencez par appliquer l'huile de massage sur tout le ventre, en cercles larges dans le sens des aiguilles d'une montre.
- Depuis la taille jusqu'au bas du ventre, en dessous du nombril, massez avec la paume d'une main, tandis que l'autre main accompagne le mouvement : vous devez alterner trois pressions appuyées, jusqu'à 3 cm sous la peau, et trois mouvements où vous poussez la paume vers le bas.
- Faites la même chose de l'autre côté, puis au milieu du ventre, en partant du plexus jusqu'en dessous du nombril.
- Recommencez deux fois ces trois mouvements successifs.

La tisane de la cure complète

1 c. à s. de menthe séchée
1 c. à s. de pissenlits
1 c. à s. de fleurs de soucis
1 c. à s. de pensées sauvages
350 ml d'eau bouillante

Mettez toutes les ingrédients dans une théière, versez l'eau bouillante et laissez infuser. 7 minutes

Boire beaucoup

Pour bien détoxifier l'organisme, pensez à boire beaucoup toute la journée (bouillon de légume maison ou tisane). Cela aura aussi un effet coupe-faim qui vous soulagera en cas de fringales...

2e jour

Jus de navet, pomme, céleri et menthe

Ingrédients
- 1/2 navet
- 1 pomme
- 1 branche de céleri
- 1/2 citron
- 2 brins de menthe

Préparation

Pelez le citron.

Passez ensuite tous les ingrédients à la centrifugeuse ou dans un extracteur.

Savourez sans attendre.

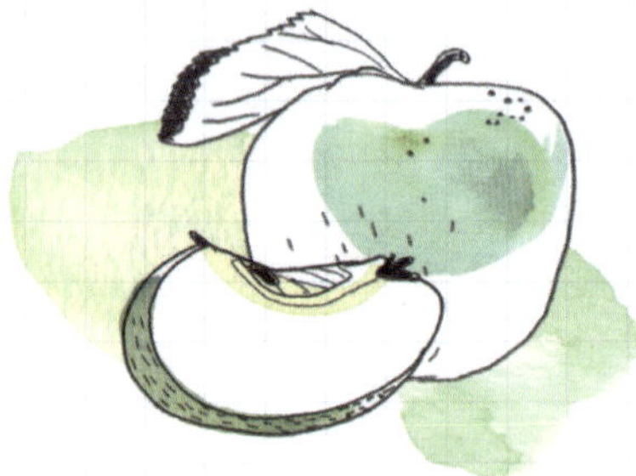

Smoothie kiwis, ananas et gingembre

Ingrédients
- 2 kiwis
- 1/3 d'ananas
- 1 petit morceau de gingembre
- 1/2 banane
- 1 pincée de spiruline

Préparation

Pelez les kiwis et les ananas, puis coupez-les grossièrement.

Placez tous les ingrédients dans un récipient (si vous utilisez un mixeur plongeant) ou dans le bol du blender. Mixez et dégustez aussitôt.

Jus de pomme, fenouil, céleri et agrumes

Ingrédients
- 1/2 pamplemousse rose
- 1/2 citron vert
- 1/2 pomme
- 1/4 de fenouil
- 1 branche de céleri
- 1 branche de coriandre

Préparation

Pelez le pamplemousse et le citron vert.

Passez tous les ingrédients à la centrifugeuse ou dans un extracteur.

Dégustez ce jus aussitôt.

Jus de carottes, orange, gingembre, fenouil

Ingrédients
- 1 orange
- 2 carottes
- 1 morceau de gingembre
- 1/4 fenouil
- 1 pincée de cumin
- 1 pincée de curcuma

Préparation

Pelez l'orange. Passez à la centrifugeuse ou dans un extracteur l'orange, les carottes, le gingembre et le fenouil.

Versez le jus obtenu dans un shaker (ou dans un bocal muni d'un couvercle), ajoutez les épices et agitez vivement. Buvez sans attendre.

Jus de betterave, pomme, orange, fraises et persil

Ingrédients
- 1 orange
- 1/2 betterave
- 1 pomme
- 5 fraises
- 2 branches de persil plat

Préparation

Pelez l'orange. Passez ensuite tous les ingrédients à la centrifugeuse ou dans un extracteur. Dégustez aussitôt.

Produits de saison

Hors saison, on supprime les fraises et on rajoute 1 pincée d'açaï séchée en poudre.

Vous avez peur de craquer ? Des idées pour vous aider

On vous avait prévenue : la cure complète n'est pas une sinécure. Si vous avez un passage à vide, c'est tout à fait normal. Voici quelques idées pour passer ce cap difficile, au besoin en aménageant la fin de la cure...

Vous avez envie de manger quelque chose de plus consistant
Préparez-vous une salade ou bien accompagnez votre jus d'un avocat assaisonné avec un filet de jus de citron ou de sauce soja.

Vous n'avez pas encore craqué, mais vous avez envie d'une douceur
Pas question de se ruer sur un pain au chocolat ou le pot de Nutella®, vous l'avez compris. Mais vous pouvez prendre un fruit frais que vous découpez en morceaux et que vous savourez lentement. Évitez les amandes (sauf dans la cure beauté et la cure gourmande).

Vous avez plutôt envie de craquer pour un truc salé
Boire un bouillon de légumes (maison ! vous trouverez la recette page 49) permet de remplir le ventre et d'apporter des saveurs de cuisine à votre programme. Pensez aussi aux épices pour vos jus.
Et si c'est vraiment trop dur, prenez un cracker cru : ces crakers sont faciles à préparer à condition de disposer d'un déshydrateur, mais vous pouvez aussi les acheter sur Internet (adresses ci-dessous).

DES CRACKERS FAITS MAISON

Il vous faut un déshydrateur, ce qui implique d'investir (on en trouve à partir de 120 euros), mais vous amortirez vite votre achat si vous voulez vous préparer régulièrement des en-cas légers ou des crackers sains pour vos apéritifs.
Le principe consiste à moudre des graines (lin, chia, courge, etc.), puis à les mélanger dans un blender avec un peu d'eau et diverses épices et aromates (ail, cumin, curry, etc.). On étale la préparation sur les feuilles du déhydrateur et on laisse sécher plusieurs heures. Simple, sain et bon !

Deux adresses

- www.culturaw.com
Des crackers à base de graines germées.

- www.lifefood.fr
Un large choix de saveurs.

Comment gérer les situations à risques

La fin de journée est difficile
Offrez-vous un bain relaxant, cela vous permettra de vous détendre et peut aussi vous couper l'appétit.

Vous travaillez
Tous vos collègues vont s'acheter un sandwich. Attendez qu'ils soient partis, buvez votre jus, offrez-vous une baie de goji pour le dessert, puis allez vous installer dans un parc avec un bon livre. S'il fait trop froid, marchez doucement.

Pour les personnes migraineuses
Prenez un bain pour chauffer tout le corps jusqu'au cou. Quand vous êtes sortie du bain, appliquez deux gouttes d'huile essentielle de menthe poivrée sur les tempes en massant doucement, et faites de même sur la nuque, de part et d'autre de la colonne. La chaleur du bain active les vertus de l'huile essentielle.

Jusqu'à huit jus par jour

Vous pouvez tout à fait doubler le nombre de jus, donc n'hésitez pas. Vous aurez moins faim, vous ferez le plein de nutriments, mais votre foie ne travaillera pas davantage.

Si vous craquez

Il y a deux cas de figure.

- Cela devient vraiment trop dur, mais vous n'avez pas encore abandonné : continuez avec la cure après-fête ou la cure gourmande, en vous offrant une des recettes SOS des pages 98-99.
- Vous avez craqué et vous culpabilisez : prévoyez un week-end cure après-fête assez rapidement, puis relisez attentivement toutes les astuces et préparez-vous pour recommencer dans un mois, mieux préparée et mieux organisée.

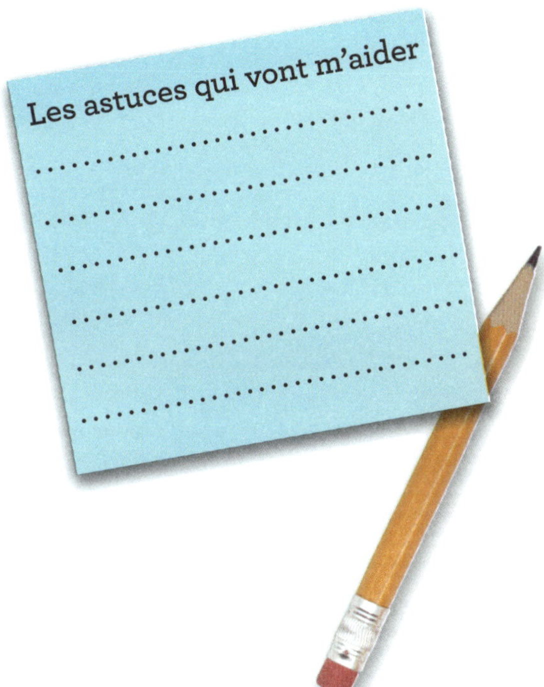

3e jour

Jus de pastèque, fraises, menthe et grenade

Ingrédients

- 1/6 de pastèque
- 6 fraises
- 2 branches de menthe
- 50 ml de jus de grenade

Préparation

Pelez la pastèque. Passez tous les ingrédients sauf le jus de grenade à la centrifugeuse ou dans un extracteur. Ajoutez le jus de grenade avant de déguster.

Produits de saison

On peut remplacer les fraises et la pastèque par un quart de betterave, une branche de céleri et une pomme

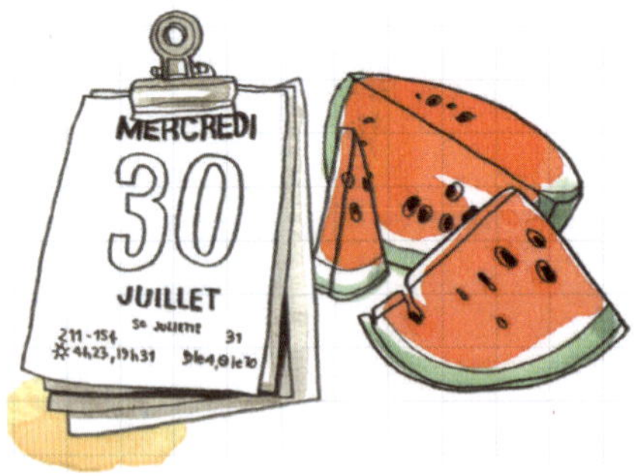

Jus de concombre, épinards, orange, gingembre et menthe

Ingrédients

- 1/2 concombre
- 1 poignée de pousses d'épinards
- 1 orange
- 1 petit morceau de gingembre
- 2 branches de menthe

Préparation

Pelez l'orange. Passez tous les ingrédients à la centrifugeuse ou dans un extracteur. Savourez sans tarder.

Jus de pomme, céleri, cannelle et miel

Ingrédients
- 1 pomme
- 2 branches de céleri (sans les feuilles)
- 20 ml d'eau tiède
- 1 pincée de cannelle moulue
- 1 c. à c de miel de thym

Préparation

Passez la pomme, le céleri et la cannelle à la centrifugeuse ou dans un extracteur. Faites fondre le miel dans l'eau tiède, puis mélangez avec le jus.

Les vertus du miel de thym

Ce miel détient un record pour ses vertus médicinales. De couleur ambrée et d'un goût très prononcé, c'est un antiseptique puissant recommandé pour prévenir les troubles respiratoires et digestifs. Il a en outre un effet tonifiant.

Pourquoi j'ai craqué et comment y remédier ?

J'avais trop faim et j'ai mangé un gâteau. J'ai gâché ma cure...
Vous reprenez où vous en étiez avant de craquer et vous rajoutez un, deux ou trois jus par jour, et un ou deux crackers de graines (page 84) à prendre avec vos jus.

J'aime pas le goût du superfood.
La spiruline, par exemple, a un goût iodé très prononcé. Vous pouvez l'éliminer sans problème ou la remplacer par un autre superfood.

Je ne sais pas faire le massage
Appliquez quand même l'huile, même si le massage n'est pas correct à 100 %. Les vertus des huiles essentielles seront quand même absorbées par la peau.

Il y a trop de sensations indésirables.
Cela signifie qu'il y avait beaucoup de toxines à éliminer ! Dormez plus longtemps pour mieux récupérer.

Je passe mon temps à penser que je vais avoir faim
Faites des exercices de respiration (voir page 27).

C'est monotone au niveau de la nourriture et pas rigolo de pas pouvoir sortir ou voir mes copines
Offrez-vous une des recettes SOS devant une bonne comédie, puis au lit ! Demain est un autre jour !

3e jour (suite)

Jus de fenouil, pomme verte, citron vert, avocat et persil

Ingrédients

- 1/2 fenouil
- 1 pomme verte
- 1 citron vert
- 1/2 avocat
- 2 branches de persil plat
- 1 pincée de chlorelle

Préparation

Passez tous les ingrédients, sauf l'avocat et la chlorelle, à la centrifugeuse ou dans un extracteur.

Épluchez l'avocat.

Placez ensuite le jus obtenu avec l'avocat et la chlorelle dans le bol du blender. Mixez et savourez sans attendre.

Jus de raisin, carotte, concombre, pousses d'alfalfa et menthe

Ingrédients

- 1/2 grappe de raisin noir
- 1 carotte
- 1/4 concombre
- 1 tasse à café de pousses d'alfalfa
- 1 c. à s. de jus d'aloe vera
- 4 branches de menthe

Préparation

Passez tous les ingrédients à la centrifugeuse ou dans un extracteur.

Produits de saison

On peut remplacer le raisin par une pomme et rajouter 1 cuillerée à café de curcuma moulu.

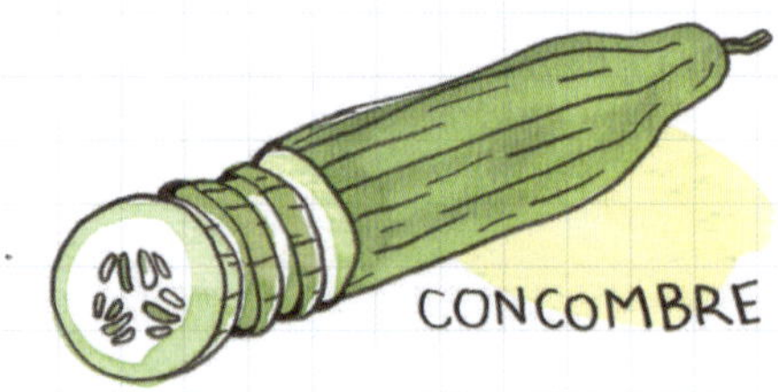

Un bain détox et un massage des jambes

Accordez-vous un bain détox. Voici la composition que je vous recommande : 2 gouttes de citron, 2 gouttes de genévrier et 1 goutte de géranium rosat dans un peu de savon bio sans adjuvants.

Le massage des jambes

Cet automassage, qui se fait dans le bain, améliore la circulation du sang, en particulier en cas de jambes lourdes ou gonflées. Pour cette fois, vous allez vous concentrer sur vos chevilles et vos mollets (le massage des cuisses viendra plus tard).

- Commencez par les pieds. Exercez des pressions des pouces trois fois de suite le long des lignes qui débutent entre les orteils, jusqu'au coup de pied.
- Ensuite pressez avec le pouce en remontant le long d'une ligne qui part de la cheville, passe sur la malléole et remonte vers le genou. Faites de même de l'autre côté de la jambe.
- Avec les pouces et toujours trois fois de suite, appuyez sur un point à mi-mollet, sur l'arrière de la jambe (vous l'identifierez facilement car il est douloureux, surtout si vous avez les jambes lourdes).
- Reprenez la totalité de ce massage sur l'autre jambe, puis profitez de votre bain au calme.

En sortant du bain

Préparez un mélange avec ces huiles essentielles : cyprès (*Cupressus sempervirens*, 35 gouttes), romarin (*Rosmarinus officinalis*, 20 gouttes), sauge officinale (*Salvia officinalis*, 10 gouttes) et menthe poivrée (*Mentha piperita*, 5 gouttes), à mélanger avec 30 ml d'huile végétale de jojoba, de noyaux d'abricot ou de noisette. Appliquez ce mélange sur les jambes par des mouvements doux et massez-vous pendant 5 minutes. Comme vous sortez du bain et que vous avez bien transpiré, les huiles vont pénétrer facilement.

Si vous êtes stressée...

Pensez à pratiquer deux fois par jour la respiration consciente (voir page 27).

Huiles essentielles : le mélange gagnant pour les jambes lourdes

Cyprès,
Romarin
Huile essentielle
Sauge officinale
Menthe poivrée

4e jour

Jus de carotte, poire, pamplemousse et pousses de brocoli

Ingrédients
- 1 carotte
- 1 poire
- 1/2 pamplemousse rose
- 1 tasse à café de pousses de brocoli

Préparation

Pelez le pamplemousse.

Passez tous les ingrédients à la centrifugeuse ou dans un extracteur.

Dégustez sans tarder.

Jus de pomme, céleri, poire, myrtilles et menthe

Ingrédients
- 1/2 pomme
- 1 branche de céleri
- 1/2 poire
- 3 branches de menthe
- 5 myrtilles
- 1/2 banane
- 1 c. à c. de lucuma

Préparation

Passez à la centrifugeuse ou dans un extracteur la demi-pomme, le céleri, la demi-poire et la menthe.

Placez ensuite le jus obtenu dans un récipient (si vous utilisez un mixeur plongeant) ou dans le bol du blender, ajoutez, les myrtilles, la banane et la lucuma, puis mixez.

Savourez sans attendre.

Produits de saison

On peut remplacer les myrtilles par 1 cuillerée à café d'açaï séchée en poudre.

Un jus très nourrissant

La lucuma a une valeur nutritive élevée et la poudre qu'on en tire donnera du corps à vos jus frais.

Un drainage du haut des fessiers et de la taille

Ce massage prolonge celui du bas des jambes que vous avez fait la veille. Il se réalise avec le mélange d'huiles essentielles appliqué en sortant du bain, c'est-à-dire : cyprès (*Cupressus sempervirens*, 35 gouttes), romarin (*Rosmarinus officinalis*, 20 gouttes), sauge officinale (*Salvia officinalis*, 10 gouttes) et menthe poivrée (*Mentha piperita*, 5 gouttes), à mélanger avec 30 ml d'huile végétale de jojoba, de noyaux d'abricot ou de noisette.

Le malaxage du haut des fessiers

On s'attaque ici à la partie charnue de notre anatomie ! Entre les fesses et la taille se trouve un faisceau de muscles que vous allez malaxer à deux mains comme si vous vouliez la décoller : le mouvement part des hanches vers la colonne. Faites ce massage trois fois.

Le drainage de la taille

Posez une main à plat sur la taille, bien en arrière, les doigts orientés vers la colonne. Tirez la main vers la hanche en appuyant bien fort, comme si vous vouliez tout amener sur le devant du ventre. Dès que la première main arrive sur le ventre, l'autre prend le relais et refait le même mouvement en partant de l'arrière de la taille. Faites trois passages de chaque main sur chaque côté du corps.

Alternez

Alternez ces deux massages : trois malaxages des hauts fessiers, puis trois passages de chaque main sur la taille, en les répétant plusieurs fois.

Le ventre en supplément

Pour plus d'efficacité, associez ces mouvements avec le massage détox du ventre (page 81).

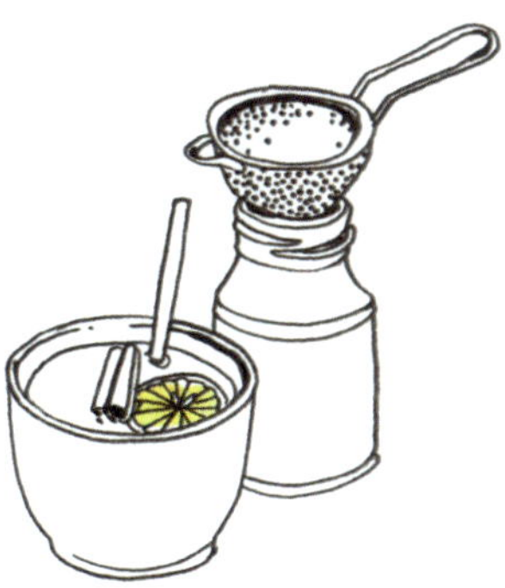

Respirez !

Dans les automassages, n'oubliez pas de contrôler et d'ajuster le rythme de votre respiration : vous pressez en expirant et vous relâchez la pression sur l'inspiration.

Jus de laitue, pomme verte, raisin et gingembre

Ingrédients

- 5 feuilles de laitue
- 1 pomme verte
- 1/2 grappe de raisin blanc
- 1 morceau de gingembre
- 1 c. à s. de jus d'aloe vera

Préparation

Passez à la centrifugeuse ou dans un extracteur les feuilles de laitue, la pomme, les grains du raisin et le gingembre.

Ajoutez l'aloe vera juste avant de déguster.

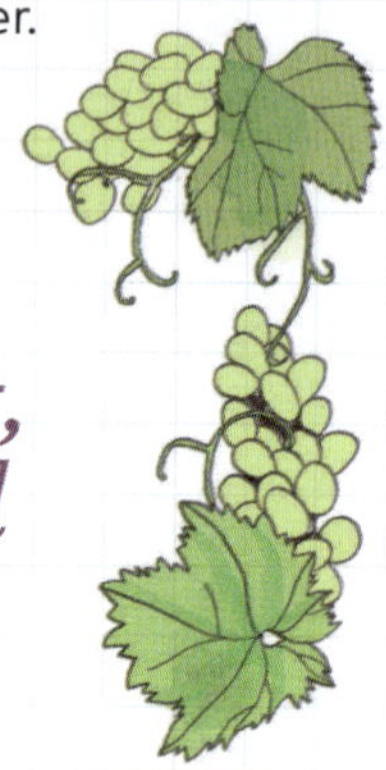

Jus de pomme, citron vert, concombre, fenouil, persil

Ingrédients

- 1 citron vert
- 1 pomme
- 1/4 concombre
- 1/4 bulbe de fenouil
- 2 branches de persil plat
- 1 pincée de curcuma

Préparation

Pelez le citron vert.

Passez ensuite tous les ingrédients sauf le curcuma à la centrifugeuse ou dans un extracteur.

Ajoutez le curcuma avant de déguster.

Jus de pomme, concombre, fenouil, citron vert, persil et cumin

Ingrédients

- 1 citron vert
- 1 pomme
- 1/4 concombre
- 1/4 bulbe de fenouil
- 2 branches de persil plat
- 1 pincée de cumin

Pelez le citron vert.

Passez ensuite tous les ingrédients sauf le cumin à la centrifugeuse ou dans un extracteur.

Ajoutez le cumin avant de déguster.

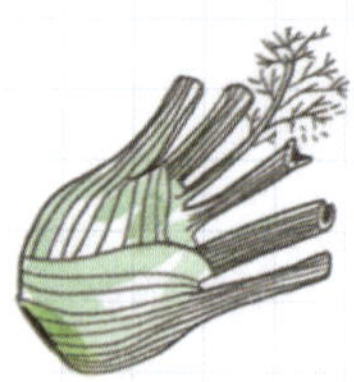

Il vous reste un jour savourez-le !

Faites un petit bilan de votre cure. Cela vous aidera à tenir pour le dernier jour et vous motivera pour une prochaine cure. En notant ce qui vous a fait du bien, vous vous organisez dès maintenant pour prendre en main votre bien-être.

Ce que vous pouvez remarquer après quatre jours de cure

Votre état général s'est amélioré. Cochez les bénéfices que vous pouvez noter.

❑ Vous vous sentez plus tonifiée.
❑ Vous avez moins mal partout.
❑ Vous vous sentez plus légère.
❑ Vous avez le ventre moins gonflé.
❑ Vous êtes plus détendue et bien reposée.
❑ Vous avez meilleure mine.
❑ Votre peau et vos cheveux ont retrouvé leur éclat.

Vos découvertes

Notez les textures et les saveurs que vous avez aimées dans votre cure. Pourquoi ne pas les reprendre régulièrement dans votre alimentation ? Si un aliment ou un superfood vous a vraiment déplu, pensez à le remplacer la prochaine fois par un ingrédient présentant les mêmes bénéfices (voir pages 22-23).

Vous avez peut-être aussi découvert l'art de prendre soin de vous, le plaisir de prendre du temps pour vous occuper de vous, les bienfaits des automassages, les vertus des huiles essentielles.

Les saveurs que vous avez aimées..

....

Les textures que vous avez aimées..

....

Ce qui vous a vraiment plu..

....

Organisez-vous pour la suite

Maintenant que vous avez fait le point sur les bénéfices de cette cure, vous êtes sans doute bien motivée pour préparer votre sortie de cure et maintenir tous les effets positifs. Voici quelques pistes pour les prochains jours.

• Préparez vos menus et faites vos courses pour le premier jour de sortie de cure.
• Anticipez sur les jours qui suivent en réfléchissant à ce que vous auriez plaisir à manger sans perdre le bénéfice de votre cure.
• Si vous voulez craquer pour une vraie gourmandise, attendez au moins dix jours.
• Lister les gourmandises que vous pouvez vous permettre en sortant de la cure.

5e jour

Jus de céleri, pomme, ananas, gingembre et citron

Ingrédients
- 1/2 citron
- 1/4 d'ananas
- 1 branche de céleri
- 1 pomme
- 1 morceau de gingembre
- 1 pincée de spiruline

Préparation

Pelez le citron et l'ananas.

Passez à la centrifugeuse ou dans un extracteur le citron, l'ananas, le céleri, la pomme et le gingembre.

Versez le jus obtenu dans un shaker (ou dans un bocal muni d'un couvercle), ajoutez la spiruline, agitez vivement et savourez aussitôt.

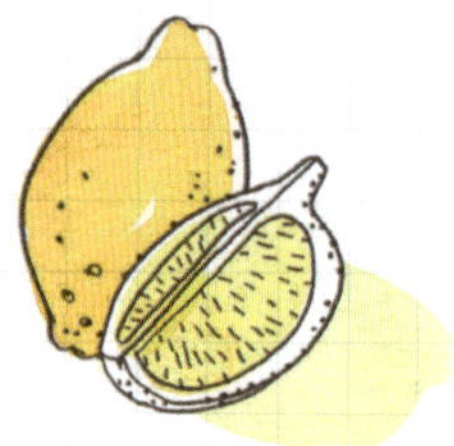

Jus de chou, pomme, citron gingembre et fenouil

Ingrédients
- 1/2 citron
- 4 feuilles de chou blanc
- 1 pomme
- 1 petit morceau de gingembre
- 1 pincée de graines de fenouil

Préparation

Pelez le citron.

Passez à la centrifugeuse ou dans un extracteur le citron, le chou, la pomme, le gingembre et les graines de fenouil.

Savourez sans attendre.

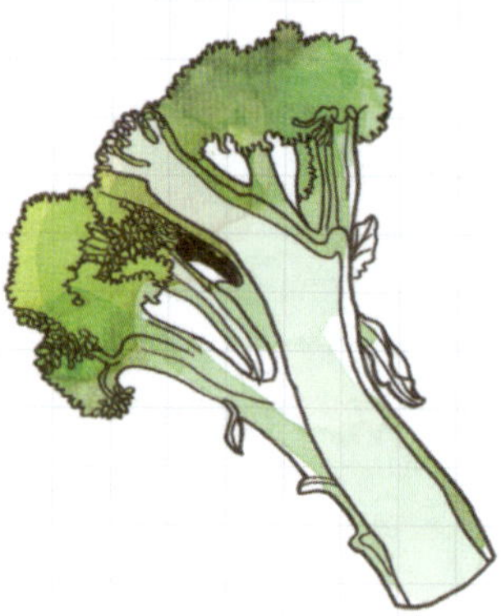

Un massage des cuisses et des fesses

Ce massage prolonge celui du bas des jambes que vous avez découvert le troisième jour (page 89) et celui du haut des fessiers et de la taille effectué la veille (page 91). Il se réalise avec le même mélange d'huiles essentielles : cyprès (*Cupressus sempervirens*, 35 gouttes), romarin (*Rosmarinus officinalis*, 20 gouttes), sauge officinale (*Salvia officinalis*, 10 gouttes) et menthe poivrée (*Mentha piperita*, 5 gouttes), à mélanger avec 100 ml d'huile végétale de jojoba, de noyaux d'abricot ou de noisette.

Comment procéder

Chauffez bien le mélange d'huile dans vos mains. Ensuite, remontez depuis l'intérieur du genou vers l'aine avec une main bien à plat, puis avec l'autre main. Faites ainsi plusieurs passages rapides en drainant bien par des glissements appuyés des mains. Mais veillez à travailler avec les mains bien à plat pour ne pas pincer la peau, plus fragile à l'intérieur des cuisses.

Faites ensuite la même chose sur la face extérieure de la cuisse. En arrivant juste en dessous des fesses, décollez la masse charnue en la malaxant bien avec le bout des doigts. Ce geste permet de faire bouger l'eau qui stagne dans les tissus sur les fesses et à l'arrière de la jambe.

Pour finir, redessinez les fesses en passant plusieurs fois la paume de la main bien à plat sur vos rondeurs, juste au-dessus de la jonction avec la cuisse. Avec la main, drainez l'eau vers l'avant.

Répétez ensuite ces trois phases du massage sur l'autre jambe.

Le bon tempo

Pour le massage cuisses-fessiers, il faut compter 2 minutes par jambe, une fois par jour. Si on peut y ajouter le massage du bas des jambes, c'est encore mieux.

5e jour (suite)

Jus de raisin, épinards, ananas, chou rouge et citron

Ingrédients
- 1/2 grappe de raisin noir
- 1/4 ananas
- 1/2 poignée de pousses d'épinards
- 2 feuilles de chou rouge
- 1/2 citron

Préparation

Pelez l'ananas et le citron.

Passez tous les ingrédients à la centrifugeuse ou dans un extracteur.

Savourez sans attendre.

Soupe chaude de tomates, poivron, avocat et amande

Ingrédients
- 5 tomates cerises
- 1/3 poivron rouge
- 1/2 échalote
- 1/2 gousse d'ail
- 1/2 avocat
- 1 c. à s. de purée d'amandes blanches
- 1 pincée de curcuma
- 1 c. à c. de maca
- 300 ml d'eau bouillante
- 1/2 cube de bouillon de légumes bio
- Sel, poivre du moulin

Préparation

Lavez les tomates et les morceaux de poivron, puis coupez-les grossièrement.

Ouvrez l'avocat et recueillez sa chair à la cuillère.

Placez tous les ingrédients dans le bol du blender et mixez. Savourez sans attendre.

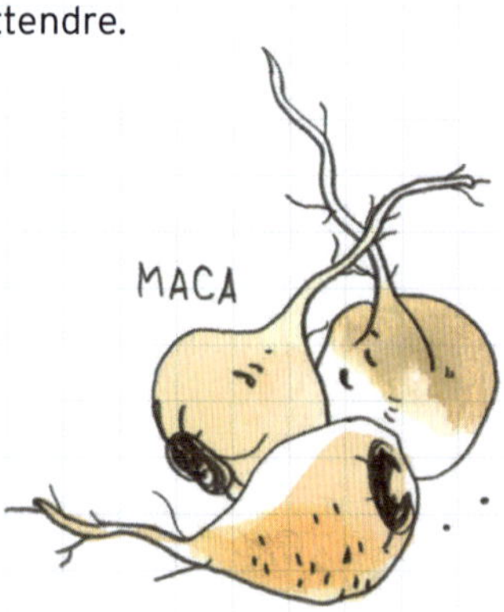

Jus de pamplemousse, orange, carotte et citron

Ingrédients
- 1/2 pamplemousse rose
- 1 orange
- 1 citron
- 1 carotte
- 1 c. à c. de camucamu

Préparation

Pelez l'orange, le pamplemousse et le citron.

Passez les agrumes et la carotte à la centrifugeuse ou dans un extracteur.

Versez le jus obtenu dans un shaker (ou dans un bocal muni d'un couvercle), ajoutez le camucamu, agitez vivement et savourez sans attendre.

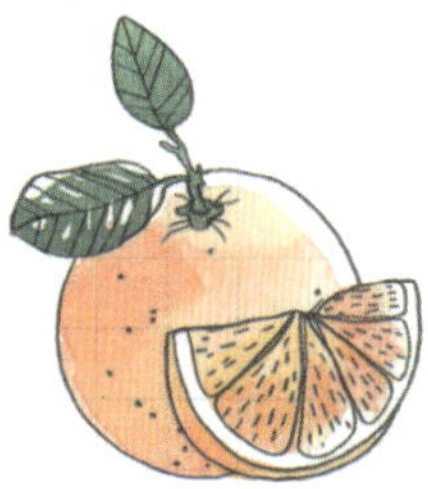

Sortir de la cure

Après une cure, le retour à une alimentation normale doit se faire progressivement. Commencez à programmer vos menus des prochains jours en vous inspirant des suggestions pages 102-107.

Mon menu de sortie de cure

....

....

....

....

....

....

AU SECOURS, JE CRAQUE !

Gourmande ou complète, la cure n'est pas toujours facile et vous risquez de craquer. Au lieu d'abandonner, essayez l'une de ces trois recettes réconfortantes, conçues pour ne pas briser net les bénéfices de votre cure. Des douceurs à savourer sans culpabilité. Et finissez la journée au calme, avec un bon livre ou un film, puis allez vous coucher tôt. Vous oublierez ainsi plus facilement vos fringales !

Trois jockers antidéprime pour toutes les cures !

Chocolat chaud

Ingrédients

- 1 c. à s. de purée de noisettes
- 3 dattes
- 3 abricots séchés
- 1 c. à c. de cacao en poudre
- 300 ml d'eau chaude

Préparation

Dénoyautez les dattes.

Placez la purée de noisettes, les dattes, les abricots séchés et le cacao en poudre dans un récipient (si vous utilisez un mixeur plongeant) ou dans le bol du blender.

Mixez en ajoutant l'eau chaude petit à petit. Savourez aussitôt.

Banana-split

Ingrédients
- 1 banane
- 1 poire
- 1 c. à s. de purée de noisettes
- 1 pincée de cannelle
- 1 c. à c. de miel
- 4 noix décortiquées et hachées

Préparation
Épluchez la banane et la poire, puis coupez-les en morceaux.

Ajoutez la purée de noisettes, la cannelle, le miel et les noix, mélangez délicatement et dégustez aussitôt.

Quick pomme cuite

Ingrédients
- 1 pomme
- Huile de noisette
- 1 pincée de cannelle
- 1/4 de citron pour le jus
- 1 c. à s. de purée d'amandes complètes

Préparation
Dans une casserole, faites revenir la pomme dans un peu d'huile de noisette.

En fin de cuisson, assaisonnez avec un peu de cannelle et le jus de citron.

Ajoutez la purée d'amande avant de déguster.

Pour les becs sucrés
Si on rêve de saveur sucrée, on peut rajouter une cuillerée à café de miel avec la purée d'amandes.

Vous craquez quand même ?

Ce n'est pas une raison pour vous sentir nulle. Allez aussitôt pages 84-85 pour voir comment gérer au mieux la situation.

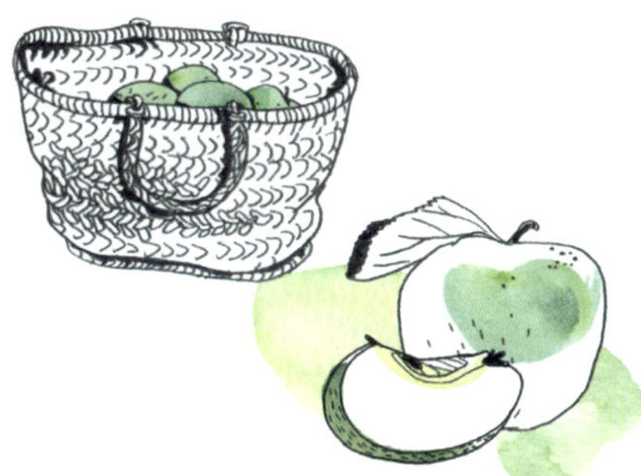

sortir de la cure

Voilà, vous êtes arrivée au terme de votre cure et il vous faut maintenant reprendre votre rythme quotidien. Le changement doit se faire en douceur. Et pourquoi ne pas conserver certains des éléments de la cure qui vous ont fait vraiment du bien, comme les automassages et une alimentatation privilégiant les végétaux crus ?

De la douceur avant toute chose

Cette consigne est valable pour toutes les cures, qu'elles aient duré deux jours ou cinq jours. Votre estomac a été mis en mode veille et il lui faut reprendre tranquillement un autre rythme. Donc, vous pouvez commencer à varier votre alimentation, mais en choisissant des aliments faciles à digérer.

Pour sortir de la cure gourmande et de la cure après fête
Comme ces deux cures sont basées sur des smoothies, qui contiennent des fibres, un ou deux repas légers suffisent avant de reprendre une alimentation normale. Prenez des idées dans les recettes que je vous propose pages 102-107.

Pour sortir de la cure beauté et de la cure complète
Lors de ces deux cures, on n'absorbe que des liquides. En reprenant sans transition une alimentation solide, le processus de digestion va se retrouver perturbé. Il vaut mieux récupérer progressivement. Conservez deux jus le matin, prenez une soupe pour le déjeuner, suivie d'une pomme de terre écrasée, mangez une compote au goûter. Si tout se passe bien, vous pouvez manger des légumes vapeur le soir.
Le lendemain, remplacez les deux jus du matin par des fruits crus et une tisane (l'infusion citron-miel de la page 102 fera très bien l'affaire), puis de nouveau une soupe, puis une pomme de terre écrasée au déjeuner, et une compote au goûter. Le soir, prenez des légumes vapeur avec du poisson blanc, également cuit à la vapeur.

Maintenir sur le long terme les bénéfices de la cure

Faites un point sur tout ce que vous avez aimé dans la cure, des recettes aux sensations de bien-être en passant par les massages, le repos, etc. Certes, des jus à tous les repas ou presque, ou seulement des smoothies, c'était parfois un peu rébarbatif, mais cela en valait vraiment la peine, non ?
Pour garder le plus longtemps possible les bénéfices de votre cure, voici quelques consignes faciles à respecter au quotidien.

- Privilégiez les légumes et les fruits.
- Mangez des aliments crus à chaque repas
- Misez sur les épices et les aromates pour donner du goût à vos sauces, cela vous permettra de mettre moins d'huile sur vos légumes. Et évitez à tout prix les sauces toutes faites du commerce.
- Faites également l'impasse sur les plats préparés du commerce.
- Faites le marché plus souvent pour avoir des fruits et légumes de saison, frais et gorgés de vitamines
- Continuez à vous faire du bien : couchez-vous plus tôt plus souvent, offrez-vous des après-midi au calme chez vous, le samedi par exemple, au lieu de courir les boutiques, prenez des bains relaxants, continuez les automassages et les soins que vous avez découverts au long des différentes cures.
- Quand vous vous sentez fatiguée, mangez léger le soir et couchez-vous tôt.
- Quand vous avez un peu fait la fête et eu la main lourde sur le vin, consommer plus de fruits le matin au lieu de vous jeter sur des doubles expressos.
- Dès que vous commencez à vous sentir moins en forme, moins tonique, diminuez, voire éliminez les aliments qui apportent beaucoup de toxines, à savoir la viande, le sucre et les laitages (surtout le lait de vache, mais il faut réduire ou même arrêter tous les fromages quand on se sent fatigué). Jouez à fond la carte des légumes et des fruits.

RECETTES POUR SORTIR DE LA CURE

Voici quelques suggestions pour vos menus d'après cure.

Comment utiliser ces recettes ?
Les salades peuvent être prises dès le déjeuner après la cure gourmande ou la cure après fêtes. Après les deux cures de jus, on se limitera à une soupe avec une pomme de terre écrasée (ou des légumineuses, écrasées également).

Des idées à retenir pour des repas légers
Dès que vous vous sentez fatiguée, faites un repas léger le soir. Dans ce cas, les salades seront parfaites. Vous pouvez aussi vous contenter de crudités ou de légumes vapeur que vous assaisonnez avec une des sauces proposées page 107.

Infusion citron-miel

Ingrédients
3 citrons • 5 c. à s. de miel • Cannelle en poudre

Lavez les citrons et coupez-les en tranches. Mettez-les dans un bocal avec le miel et la cannelle, puis laissez macérer toute une nuit. Le lendemain, récupérez 2 cuillerées à soupe de jus de citron que vous mélangez avec 200 ml d'eau chaude avant de boire. Cette boisson, à prendre le matin, a des vertus tonifiantes.

Soupes

Soupe de légumes croquants

Ingrédients
- 1/8 fenouil
- 1 poignée de mesclun
- 5 brins de ciboulette
- 1 branche de céleri
- 1/4 concombre
- 1/8 poivron rouge
- 300 ml de bouillon de légumes
- Sel, poivre du moulin

Préparation

Lavez les légumes avant de les couper en petits morceaux.

Réchauffez au besoin le bouillon.

Mettez tous les légumes dans un bol, puis versez le bouillon chaud avant de déguster.

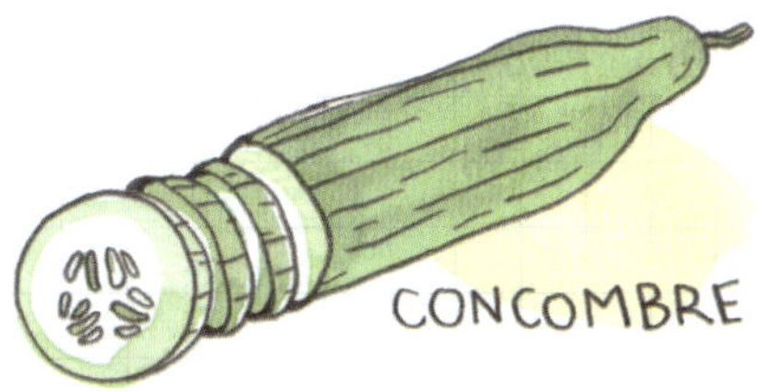

Soupe de potimarron

Ingrédients
- 1/4 de potimarron
- 1 carotte
- 1 pincée de cumin
- 1 pincée de curcuma
- 1 pincée de sel
- Poivre blanc
- 1 cube de bouillon de légumes

Préparation

Épluchez et coupez les légumes.

Mettez les ensuite avec le cube de bouillon dans une cocotte-minute et versez 200 ml d'eau. Laissez cuire pendant 15 minutes.

Assaisonnez à votre goût avec le cumin, le curcuma, le sel et le poivre, puis mixez la soupe.

Salades

Salade de poulet aux épices

Ingrédients

- 4 ou 5 feuilles de laitue
- 5 tomates cerises
- 1/4 de poivron rouge
- 1/4 de fenouil
- 1/2 avocat
- 1 blanc de poulet cru
- 1 petit morceau de gingembre
- 1 petit morceau d'ail

Sauce

- 1 c. à s. de miel
- 1/4 d'oignon
- 1 c. à s. de tamari (sauce soja)
- 1 pincée de paprika doux
- 1 pincée de graines de cumin
- Jus d'1/2 orange
- Vin blanc
- Quelques branches de persil plat
- Poivre noir
- Piment rouge

Préparation

Lavez les feuilles de salade et égouttez-les bien.

Lavez la tomate, le poivron et le fenouil avant de les couper en morceaux.

Prélevez à la cuillère la chair du demi-avocat et coupez-la grossièrement.

Découpez le blanc de poulet en petits cubes.

Dans une casserole, faites revenir l'ail et le gingembre dans un peu d'huile, puis ajoutez le poulet. Laissez-le cuire jusqu'à ce que la chair soit bien blanche à cœur.

Une fois la cuisson du poulet terminée, ajoutez tous les ingrédients de la sauce, et laissez sur le feu jusqu'à ce que le mélange soit bien chaud.

Disposez les feuilles de salade et les légumes sur une assiette, ajoutez le poulet et arrosez de sauce.

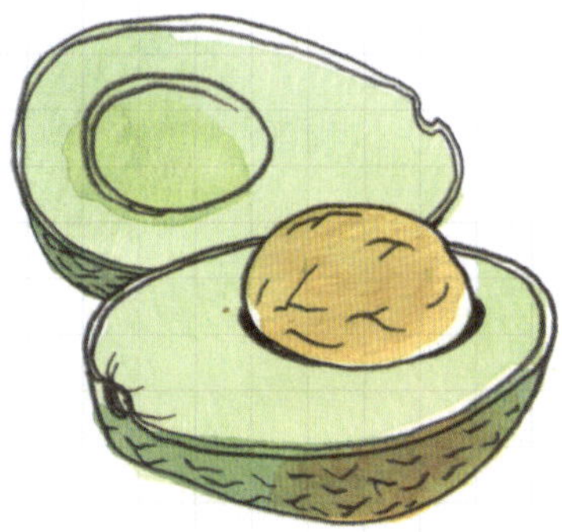

Salade de saumon cru

Ingrédients
- 1 filet de saumon frais
- 2 poignées de feuilles d'épinards
- 5 radis
- 1 avocat
- 1 petite poignée de graines germées
- Quelques tiges de ciboulette

Marinade
- 2 c. à s. de tamari (sauce soja)
- 1 c. à s. de gingembre

Préparation

Commencez par préparer la marinade : râpez le gingembre et mélangez la purée obtenue avec le tamari.

Coupez le saumon et faites-le mariner pendant 10 minutes dans le mélange gingembre-tamari.

Rincez les épinards et égouttez-les.

Coupez les radis en fines lamelles.

Prélevez la chair de l'avocat avant de la couper en tranches ou en dés.

Disposez les légumes sur une assiette.

Ajoutez le saumon sur les légumes, puis décorez de graines germées et de ciboulette.

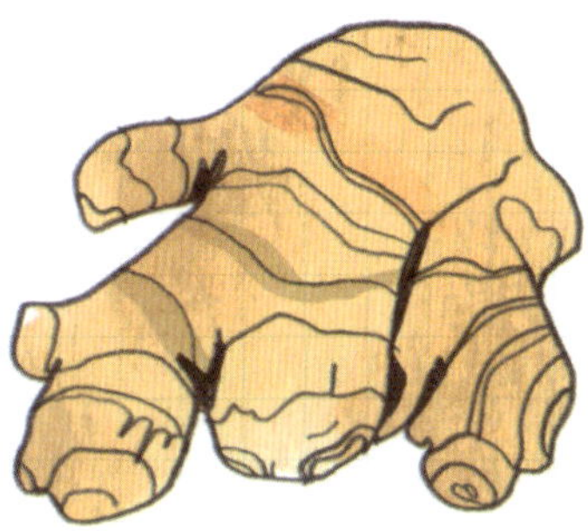

Salades (suite)

Salade de sarrasin

Ingrédients
- 1 poignée de graines de sarrasin
- 1 poignée de feuilles de colza avec les fleurs
- 1 petite poignée d'alfalfa

Sauce
- 1 échalote
- 3 branches de persil plat
- 2 c. à s. de jus de citron
- 2 c. à s. d'huile d'olive
- Sel
- Poivre noir du moulin

Préparation

Faire cuire le sarrasin dans trois volumes d'eau bouillante salée pendant 5 minutes. Égouttez-le et laissez-le refroidir dans un bol.

Disposez les feuilles et les fleurs de colza sur une assiette.

Préparez la sauce : hachez finement l'échalote et le persil,, puis mélangez-les avec l'huile et le jus de citron. Salez et poivrez.

Versez la sauce sur le sarrasin et mélangez.

Répartissez le sarrasin sur le lit de colza, puis garnissez la salade avec les germes d'alfalfa.

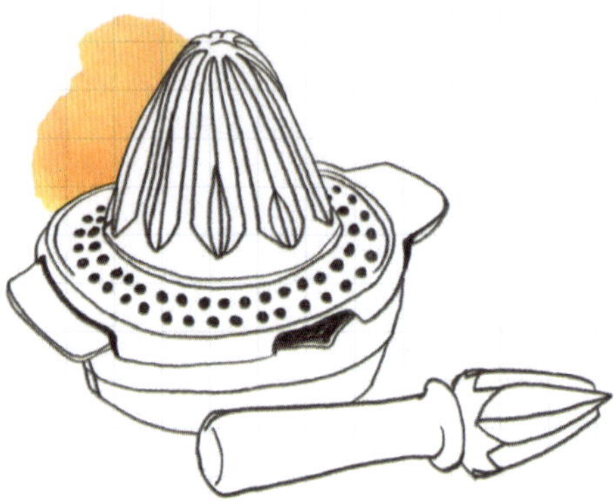

Les sauces

Pour accompagner salades de crudités et légumes vapeur.
Il suffit de ciseler les herbes et de mélanger tous les ingrédients.

Sauce thaïe

Sur une salade de carottes râpées, concombre, haricots verts mi-cuits, radis et coriandre.

- 1 c. à c. de nuoc-mâm
- 1 c. à c. d'huile d'olive
- 1 c. à c. d'huile de sésame grillée
- 1 c. à c. de sauce soja
- Quelques feuilles de coriandre
- 1/2 gousse d'ail

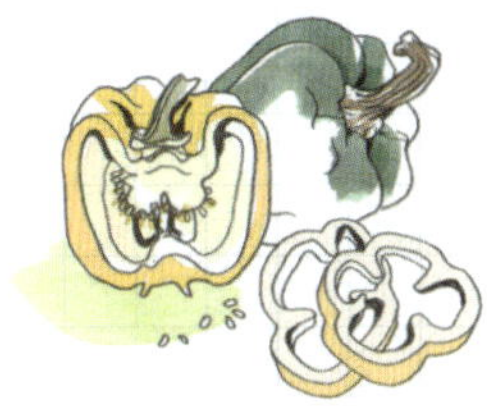

Sauce fruitée

Sur un mélange d'avocat, salade verte, poivron, courgette crue en copeaux.

- 1 c. à c. de nuoc-mâm
- 1 c. à c. d'huile d'olive
- 1 c. à c. d'huile de sésame grillée
- 1 c. à c. de sauce soja
- Quelques feuilles de coriandre
- 1/2 gousse d'ail

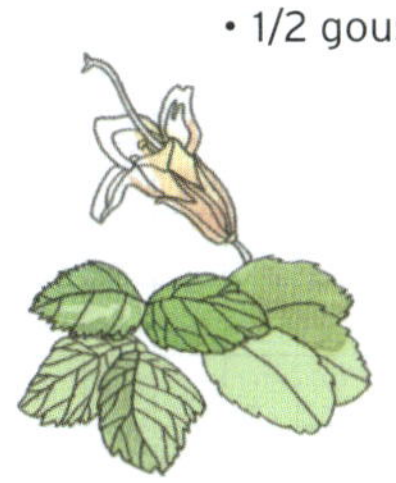

Sauce sésame

Avec un mélange de légumes cuits (navets, céleri boule, carottes) et/ou des lentilles.

- 1 c. à s. de tahini
- 1 c. à c. d'huile d'olive
- 1 morceau de gingembre râpé
- Jus d'1/2 citron vert
- 1 c. à c. d'huile de sésame grillé
- 100 g de tofu soyeux

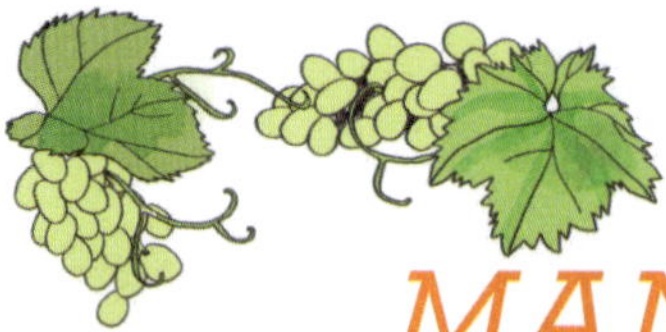

MANGER CRU POUR SE SENTIR MIEUX

Vous y avez goûté pendant la cure et vous en avez senti les bienfaits. Alors, pourquoi ne pas introduire davantage d'aliments crus dans vos repas ?

Pourquoi manger cru

Grâce à certaines enzymes qui se trouvent préservées dans les fruits et les légumes crus et qui sont détruites par la cuisson, notre organisme a moins besoin de fabriquer ses propres enzymes indispensables à la digestion des aliments ; cela lui permet de moins travailler, de dépenser moins d'énergie à digérer, donc de libérer cette énergie pour l'activité physique, la disponibilité aux émotions...

En temps normal, notre corps consacre une grande partie de son énergie à la digestion. En privilégiant les fruits et les légumes crus, ainsi que les végétaux fermentés et germés, nous récupérons donc du tonus.

Les fruits et les légumes crus sont les aliments les mieux adaptés au système digestif de l'être humain. Chaque espèce animale consomme les aliments qui conviennent le mieux à son système digestif ; nous ne pouvons pas échapper à cette règle.

On a souvent tendance à penser, à tort, que manger cru va refroidir le corps. Mais notre organisme possède son propre système de régulation et sait parfaitement s'adapter aux écarts de température - se réchauffant quand il fait froid et transpirant quand il fait chaud. Si vous mangez cru en toutes saisons, vous fournissez à votre corps des enzymes qui lui permettent de faire mieux fonctionner cette régulation thermique. Par exemple, préparez une soupe chaude, composée d'aliments cuits, puis ajoutez des légumes crus juste avant de la servir.

Si vous comprenez le mécanisme de votre organisme face aux aliments crus, vous adopterez sans appréhension cette manière de vous nourrir.

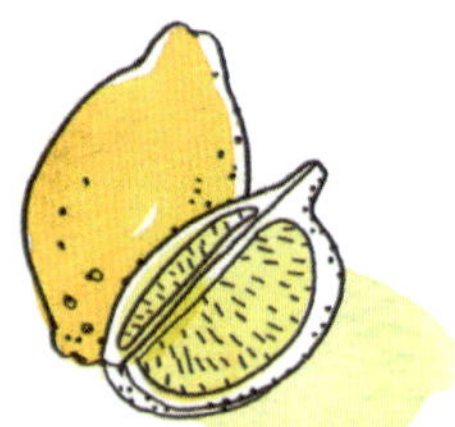

Comment faire au quotidien ?

Dans la vie de tous les jours, il est impossible de ne manger que du cru ; au contraire, il convient de manger un peu de tout. Mais vous pouvez tout à fait manger des crudités à chaque repas, avec, en petites quantités, des viandes blanches, du poisson, des fruits de mer, des œufs...

Si vous avez du mal à digérer les fruits et les légumes crus, car votre intestin est fragile ou peu habitué, si vous ne supportez pas leur acidité par exemple, essayez de déterminer quel aliment est en cause ; supprimez-le, mais ne bannissez pas pour autant tout ce qui est cru !

Si vous ne digérez pas les fibres contenues dans les végétaux, confectionnez-vous des jus de légumes ; c'est un peu plus compliqué que de préparer une salade, mais cela vous permettra de bénéficier des vertus des enzymes, sans les fibres.

Composez vos menus

Faites trois repas par jour, en ajoutant éventuellement un goûter. Mais, si vous n'avez pas faim, ne vous sentez pas obligée de manger.

- Au petit déjeuner, confectionnez un smoothie plutôt que de manger des fruits : tandis qu'une banane vous cale très vite, un jus composé de plusieurs fruits (par exemple une banane, une demi-pomme et un agrume) vous permettra de manger davantage et de tenir jusqu'au déjeuner.
- Pour mieux digérer, simplifiez votre assiette : prenez un légume cru, puis une viande ou un poisson avec des pâtes, des céréales ou des légumes cuits, plutôt que de pratiquer des associations complexes entre différents aliments cuits.
- Ajoutez un peu de cuit à un plat de légumes crus. C'est une manière de mêler le chaud et le froid et d'inverser le rapport des aliments : le poisson ou la viande devient l'accompagnement d'un légume cru.
- Ne vous interdisez ni le cuit ni le chaud. En hiver, toutes les soupes sont les bienvenues.
- Commencez toujours un repas par des crudités, car elles facilitent la digestion.
- Ne finissez jamais un repas par des fruits : quand ils sont consommés au dessert, ils perturbent le transit.

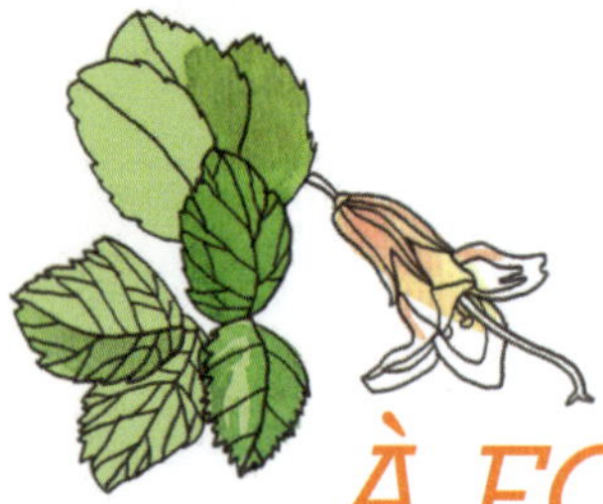

À FOND SUR LES FRUITS ET LES LÉGUMES

Ils sont les alliés de votre bien-être et de votre santé, donc apprenez à les apprécier pour en faire des ingrédients incontournables dans votre assiette.

Mélangez les types de légumes

Si vous ne consommez que des légumes très riches en eau, comme la salade verte, le concombre ou les carottes, vous aurez l'impression de ne pas être rassasiée. Mangez plutôt de l'avocat, plus consistant, plus gras et qui cale davantage, ou encore des fruits secs, car ils sont chargés en sucres. Ne vous limitez pas dans les quantités. Il faut que vous éprouviez le sentiment d'avoir bien et assez mangé.

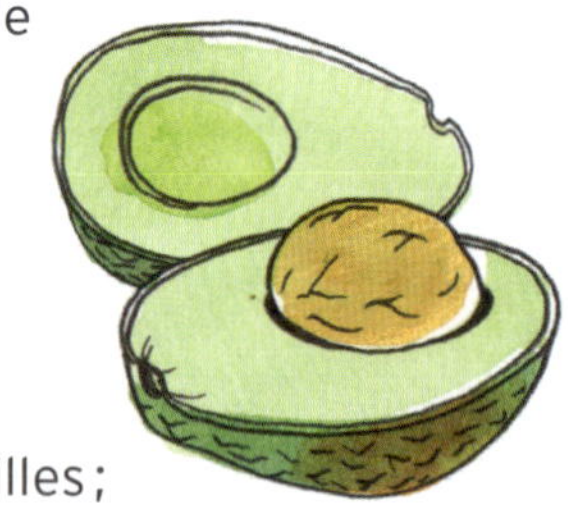

N'oubliez pas...

• les graines germées : l'alfalfa, le brocoli, le fenugrec, les lentilles ;
• les légumes fermentés : la choucroute, les cornichons, les feuilles de vigne, le miso ou le tamari, à base de fèves de soja ;
• les algues : la laitue de mer, le haricot de mer ou la spiruline.

Ne négligez pas d'autres aliments

• Vous pouvez manger des céréales, de préférence complètes et sans gluten (riz, millet ou sarrasin), un peu de pommes de terre (sauf si vous voulez perdre du poids) et des légumineuses (pois chiches, lentilles, haricots secs), qui sont des bonnes sources de protéines végétales.
• Consommez des fruits secs (pruneaux, abricots, figues, raisins...). Privilégiez-les pendant l'hiver, quand vous avez besoin de davantage de sucre.
• Mangez des oléagineux (noix, noisettes, noix de macadamia et amandes), ainsi que des graines de tournesol ou de sésame.

Privilégiez le bio

Dans la mesure du possible, choisissez des fruits et des légumes issus de l'agriculture biologique, donc dépourvus de pesticides. Sinon, lavez-les ou épluchez-les bien.

Il existe également des savons aux huiles biologiques ou à la poudre de coquillages destinés à nettoyer les fruits et les légumes traités.

Soignez les assaisonnements

• Pour vous aider à manger plus de crudités, variez vos huiles d'assaisonnement (olive, noix, noisette, sésame...) et choisissez-les de bonne qualité.
• Ajoutez un peu de sel et de jus de citron. Pensez aussi au nuoc-mâm, une sauce à base de poisson fermenté dans de la saumure, très courante dans la cuisine du Sud-Est asiatique et qu'on trouve facilement dans le commerce.
• Variez les épices et les plantes aromatiques, fraîches ou séchées, qui apporteront beaucoup de saveur à vos plats. Utilisez également des sels aromatisés.
• N'oubliez pas les condiments : les moutardes, la sauce de soja, le miso rouge ou blanc (pâte de soja fermentée), les sauces piquantes, tous les types de vinaigre (de cidre, de framboise ou balsamique), le miel...
• Faites vos vinaigrettes et vos sauces vous-même ; les produits du commerce sont souvent trop salés.
• Remplacez les sels raffinés par des sels de qualité , comme le sel de Guérande, la fleur de sel...
• Ne salez pas trop vos plats, mais placez le sel sur la table.

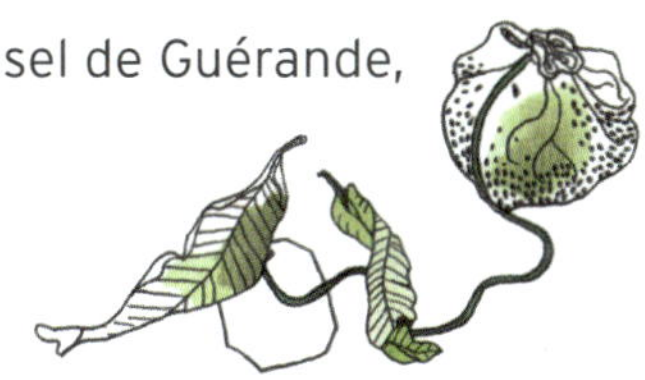

Les huiles essentielles ont leur place dans la cuisine

• Ajoutez dans votre huile d'olive quelques gouttes d'huiles essentielles de basilic, de marjolaine ou de thym.
• Dans la cuisson d'un poisson à la vapeur, ajoutez quelques cuillerées d'eau florale de sauge pour conférer une saveur délicate à votre plat et accompagner un goût un peu fort.
• Pour parfumer une salade de fruits rouges, de pêches ou d'oranges, ou d'autres fruits juteux, versez une dizaine de gouttes d'eau florale de rose.
• Pour réaliser des glaçons encore plus rafraîchissants, prenez de l'eau florale de menthe.
• Dans un smoothie, ajoutez de l'eau florale de menthe ou bien de camomille pour lui donner un petit côté fleuri.
• Dans la confiture de groseilles, ajoutez de l'eau florale de genévrier.

si vous voulez aller plus loin

En complément de la cure de cinq jours, vous pouvez envisager un programme de trois semaines qui vous aidera à transformer durablement votre alimentation et à conforter votre bien-être.

Une pause d'un mois

Après la cure complète, revenez progressivement à une alimentation normale (mais peut-être plus légère et plus saine qu'avant la cure : conservez les bonnes habitudes acquises pendant ces cinq jours !). Attendez un mois pour commencer le programme de trois semaines.

Des légumes crus pendant une semaine

Pendant la première semaine de la cure, privilégiez au maximum les légumes et les fruits crus, ainsi que les graines germées, les légumes fermentés, les légumes séchés et les algues. Pendant les deux semaines suivantes, ajoutez d'autres aliments en petites quantités : des céréales, des légumineuses, des fruits secs ou des oléagineux À l'issue de la cure, vous réintroduirez progressivement les protéines animales (viandes blanches, poissons et œufs).

Des jus et des smoothies

Pour le petit déjeuner, optez pour un smoothie, qui vous calera plus durablement qu'un fruit cru. Vous pouvez y ajouter de la poudre de cacao (sans sucre ajouté), des fruits secs ou des oléagineux, du miel ou un superfood (voir pages 22-23).

Le soir, vous pouvez remplacer les crudités par un des jus frais de la cure complète (pages 74-97), suivi d'une simple soupe. La digestion sera facilitée (pas de fibres à assimiler) et votre organisme profitera à plein de la nuit pour se régénérer.

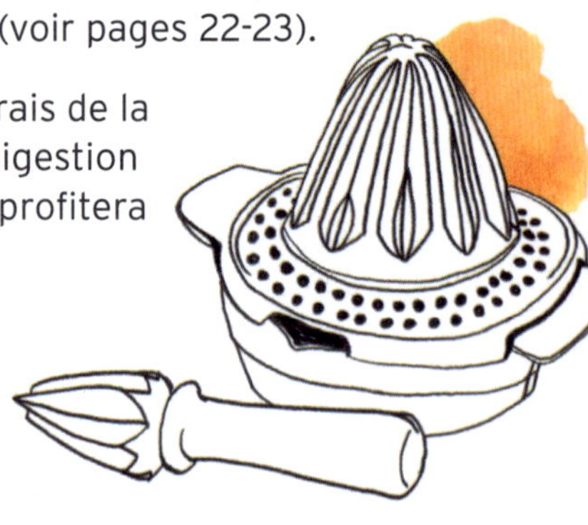

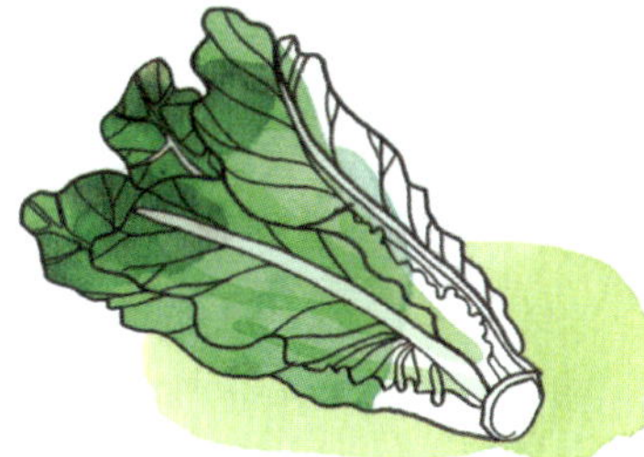

Ne vous limitez pas

Mangez à votre faim et choisissez des fruits et légumes que vous aimez. Vous devez vous sentir rassasiée. N'hésitez pas à ajouter un yaourt au lait de soja ou une demi-banane dans un smoothie, un avocat à votre salade de crudités, des fruits secs et des oléagineux sur vos assiettes de légumes. Misez sur le tofu pour épaissir une sauce, etc.

Et encore...

Quelques règles pour accompagner votre cure de trois semaines mais que vous pouvez aussi appliquer sur le très long terme, pour vous sentir mieux !

- Faites trois repas par jour. Mais si vous n'avez pas faim, ne mangez pas.
- Une fois par semaine, lâchez-vous et mangez ce que vous voulez.
- Pratiquez une activité physique douce une à deux fois par semaine.
- Pratiquez la respiration consciente tous les jours, matin et soir, pendant 3 minutes. Essayez de l'intégrer ensuite dans votre vie de tous les jours.
- Supprimez pendant trois semaines la viande, les produits laitiers, le sucre et les pâtisseries, mais aussi le café et l'alcool. Ensuite, limitez votre consommation.

N'oubliez pas vos jockers !

- Prenez un bain bien chaud tous les soirs.
- Buvez une tasse de tisane trois fois par jour.
- Buvez de l'eau florale diluée dans un litre et demi d'eau minérale tout au long de la journée.
- Diffusez dans votre chambre une huile essentielle relaxante tous les soirs pendant 15 minutes.
- Faites des automassages tous les jours, matin et soir, pendant 3 minutes. Contrôlez et ajustez le rythme de votre respiration à vos mouvements.

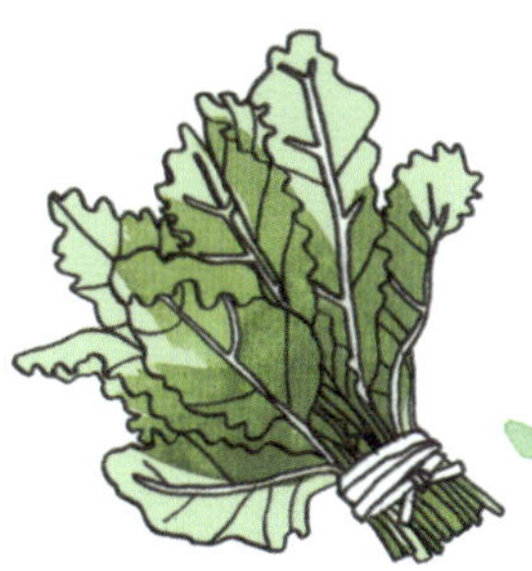

Les quatre cures...

	CURE GOURMANDE	CURE APRÈS FÊTE
AU MENU	Smoothies (fibres) Soupes Salades Laits végétaux Oléagineux Mixeur/blender	Smoothies (fibres) Soupes Salades Laits végétaux Oléagineux Superfoods Mixeur/blender
BIEN-ÊTRE	Bain relaxant Soin drainant pour le visage	Massage du ventre Deux postures pour faciliter la digestion Bain stimulant

...d'un seul coup d'œil

CURE BEAUTÉ	CURE COMPLÈTE
Smoothies (fibres) Jus (sans fibres) Soupes Salades Laits végétaux Oléagineux Superfoods Graines germées Mixeur/blender Centrifugeuse	Jus (sans fibres) 1 smoothie 1 soupe 1 salade Oléagineux Superfoods Graines germées Mixeur/blender Centrifugeuse
Bain détoxifiant Soin du cuir chevelu Massage drainant du décolleté	Massage détox du ventre Bain détox et massage des jambes Massage des fessiers et de la taille Massage des fesses et des cuisses

Table des recettes : les fruits

Les vertus des fruits utilisés dans les recettes sont présentées page 20.

Abricot

Agrumes

Ananas

Banane

Châtaigne

Citron

Citron vert

Clémentine

Cranberries

Figue

Fraise

Framboise

Fruits rouges

Grenade

Hibiscus

Kiwi

Lychee

Mangue

Melon

Myrtilles

Noix

Noix de coco

Raisin

Table des recettes : les légumes

Les vertus des fruits utilisés dans les recettes sont présentées pages 20-21.

Table des recettes : les superfoods

Table des recettes par cure

Cure gourmande

Cure après fête

Cure beauté

Cure complète

Si vous craquez

Pour sortir de la cure

Table des recettes par catégorie

Sauces

Smoothies

Soupes

Du même auteur
aux éditions Marabout

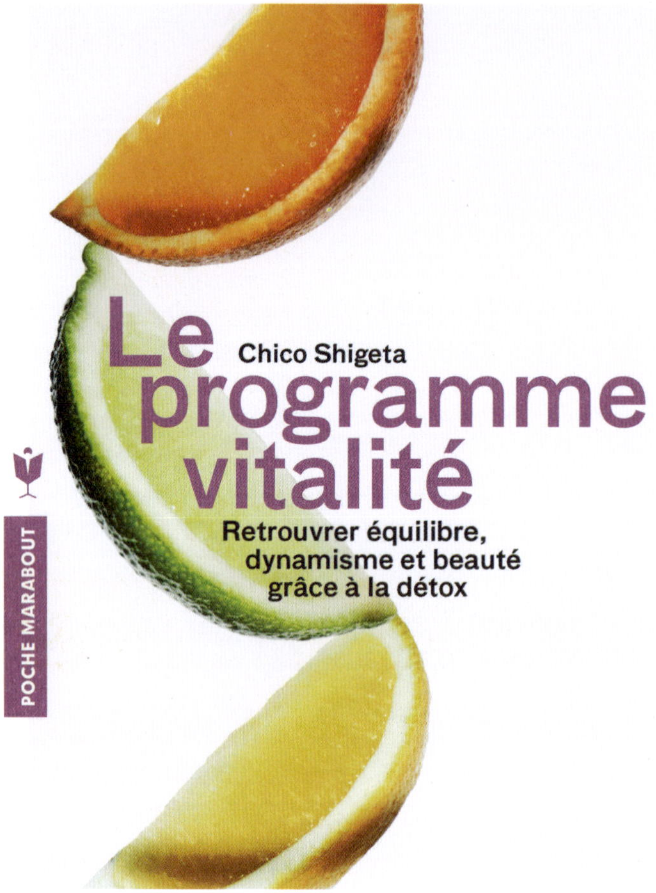

Achevé d'imprimer en février 2015
sur les presses de Macrolibros, Espagne.
75.1121.6/01
ISBN : 978.2.501.09886.1
Dépôt légal : Mars 2015